U0270268

健康中国 原创科普

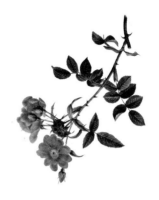

农民

杨青敏 主编

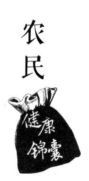

上海交通大学出版社
SHANGHAI JIAO TONG UNIVERSITY PRESS

内容提要

长期劳作给农民群体带来腰肌劳损、皮肤病、慢性鼻炎、沙眼、晒伤、甲沟炎、静脉曲张、关节炎、慢性胃肠炎等健康隐患，影响生产、生活的正常开展。本书根据农民风吹日晒的工作环境特点，以通俗易懂的笔墨和生动形象的图画，对疾病的病因、症状、预防与治疗方法、护理小贴士等知识进行科普宣传，旨在向广大农民群众普及常见职业病的预防保健及自我护理相关知识，守护好农民的健康。

图书在版编目(CIP)数据

农民健康锦囊/杨青敏主编.—上海:上海交通大学出版社,2019
ISBN 978 - 7 - 313 - 20506 - 3

Ⅰ.①农… Ⅱ.①杨… Ⅲ.①农民－健康教育－基本知识 Ⅳ.①R139

中国版本图书馆 CIP 数据核字(2019)第 096271 号

农民健康锦囊

主　编：杨青敏
出版发行：上海交通大学出版社　　　地　址：上海市番禺路 951 号
邮政编码：200030　　　　　　　　　电　话：021-64071208
印　制：常熟市文化印刷有限公司　　经　销：全国新华书店
开　本：710mm×1000mm　1/32　　印　张：7.875
字　数：139 千字
版　次：2019 年 9 月第 1 版　　　　　印　次：2019 年 9 月第 1 次印刷
书　号：ISBN 978 - 7 - 313 - 20506 - 3/R　ISBN 978 - 7 - 89424 - 191 - 7
定　价：32.00 元

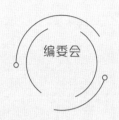

编委会

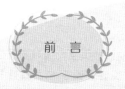

前言

健康中国，科普先行

"没有全民健康，就没有全面小康""健康长寿是我们共同的愿望"……悠悠民生，健康最大。人民健康是民族昌盛和国家富强的重要标志，习近平总书记在十九大报告中提出的实施健康中国战略，是新时代健康卫生工作的纲领。2019年7月16日，国务院健康中国行动推进委员会正式对外公布《健康中国行动（2019—2030年）》文件，提出到2030年的一系列健康目标，围绕疾病预防和健康促进两大核心，提出将开展15个重大专项行动，促进以治病为中心向以人民健康为中心转变，努力使百姓、群众不生病、少生病。

此外，我国劳动者群体面临的一大健康问题就是慢性疾病的预防和健康教育知识的普及，而职业健康问题也日益凸显，我国由此提出了"全人、全程、全生命"的健康管理理念。今后要将慢病管理的重点转向一级预防，健康的关键在于防患于未然。早发现、早诊断、早治疗的三级管理目标的落地实施，除了依靠医务人员的努力之外，更是离不开每个个体的积极配合。

随着我国经济的快速发展和物质生活水平的不断提高，如何才能健康长寿，成为百姓和群众最关心的事情，也迫切要求我们通过开展健康科普工作，将健康领域的科学知识、科学方法、科学精神向公众普及传播，不断提升健康教育信息服务的供给力度，更好地满足百姓和群众的健康需求。科普书籍赋予百姓、群众医学健康科普教育知识，让人们听得懂、学得会、用得上，更好地进行健康自我管理，促进身心健康。

在此契机下，复旦大学附属上海市第五人民医院南丁格尔志愿者科普团队以及医务护理专家及研究生团队，十几年来致力于慢病科普、社区健康管理及医院-社区-家庭健康教育的科普工作，撰写了健康科普丛书共20余本。此次在前期研究的基础上，历时3年，坚持理论与实践相结合，以"需求导向"为原则，组织撰写了"职业健康科普锦囊丛书"，力求帮助工人、农民、军人、警察、照护者、教师、司乘人员、社会工作者、白领和医务工作者10个职业的人群了解健康管理知识，更深层次地体现职业健康管理科普的教育作用。

"小锦囊，大智慧"，各个职业因为工作性质不同，劳动者工作环境和生活方式存在很大差异，因而形成了各自行业中高发的"生活方式病"，本丛书以这些"生活方式病"的预防和护理为出发点,循序渐进,层层深入,力求帮助各行业的劳动者形成一种健康的生活方式,不仅是"治病",更是"治未病",以达到消除亚健康、提高身体素质、减轻痛苦的目的,做好健康保障、健康管理、健康维护,帮助民众从透支健康的生活模式向呵护健康、预防疾病、促进幸福的新健康模式转换,为健康中国行动保驾护航! 同时,本丛书在编写时引入另外一条时间主线,按照春、夏、秋、冬季节交替,收集每个季节的高发疾病,整理成册,循序渐进。其中,对于有些行业在相同季节发病率都较高的疾病,如春季易发呼吸系统疾病,夏季泌尿系统和消化系统疾病高发,冬季心脑血管疾病危害大,即使是相同的疾病,由于患者的职业不同,护理措施和方法也不一样。

这套职业健康科普丛书,源于临床,拓展于科普,创于实践,推广性强,凝聚着南丁格尔科普志愿者团队的智慧和汗水,在中华人民共和国 70 华诞之际,谨以此书献给共和国的劳动者。在丛书即将出版之际,我们感谢上海市科学技术委员会(编号:17dz2302400)、上海市科学技术委员会科普项目(编号:19dz2301700)和闵行区科学技术协会(编号:17-C-03)对我们团队提供的基金支持。感谢参与书籍编写工作的所有医务工作者、科普团队、志愿者、研究生团队对各行各业劳动者的关心，对健康科普和健康管理工作的热情，共同为"健康中国 2030"奉献自己的力量！

献给希望田野上的劳动者
——农民

    农民是历史发展长河中最活跃的群体，是新农村建设的主人翁，在乡村振兴中发挥着主体作用，承担着粮食、水果、蔬菜、棉花等农作物的生产。中国作为一个农业大国，"农村发展问题关系到国人、家人的吃饭问题、经济发展、工业化进程，更关系到社会稳定、国家富强，也是全面建设小康社会进程中的关键问题"。没有农业、农村和农民的现代化，就谈不上中国的现代化。因此，全方位、全周期保障农民健康，把农民健康放在重要地位，加快推进健康中国建设，我们才能为实现"两个一百年"奋斗目标，实现中华民族伟大复兴的中国梦打下坚实健康的基础。

    目前，中国有近一半的人口生活在农村，长期以来，"看病难、看病贵"一直是困扰农村医疗卫生发展的突出问题。"面朝黄土背朝天"的劳作给农民群体带来了诸多健康隐患，如腰肌劳损、皮肤病、慢性鼻炎、沙眼、关节炎、慢性胃肠炎等，给生产、生活造成了困扰和阻碍。

    本书依据农民风吹日晒的工作环境特点，选择春、夏、秋、冬的常见疾病，以通俗易懂的语言、生动形象的图画，对疾病的病因、症状、预防与治疗方法、护理小贴士等知识进行科普宣传，旨在向广大农民群众普及常见职业病的预防保健及自我护理相关知识，满足其日益增长的健康知识需求，守护好乡村农民的健康，从而提高全民的健康水平。

本书由复旦大学附属上海市第五人民医院的一线临床资深医务护理工作者和研究生团队、南丁格尔志愿者团队撰写，编者们将多年工作经验融汇其中，凝聚着对农民朋友辛勤工作的感谢之情和崇敬之意，投入了对科普工作的饱满热情。感谢每一位编者的不懈努力和付出。本书的出版得到了复旦大学附属上海市第五人民医院党办、院办、科研科、教育科、医务科、护理部及各部门领导和同行们的大力支持，感谢为本书付出辛勤努力的每一位成员！

最后，感谢任劳任怨、勤劳质朴的农民群体，你们是田野中最靓丽的风景线。这本书是一份真诚的礼物，希望能带给您医疗保健方面的帮助。作者作为最普通的医务工作者把本书献给希望田野上的劳动者，也送去我们南丁格尔志愿者的一份心愿。

2019，我们聆听习总书记的新年寄语——"我们都在努力奔跑，我们都是追梦人"，为健康中国2030，大家一起努力！

董永泽　王光鹏

目 录

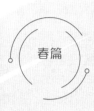
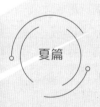

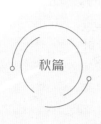

农民健康锦囊

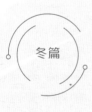
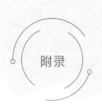

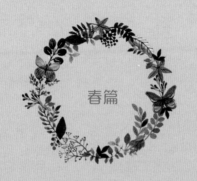

春篇

春天从这美丽的花园里走来
就像那爱的精灵无所不在
每一种花草都在大地黝黑的胸膛上
从冬眠的美梦里苏醒
——雪莱

1

肺癌

一、疾病简介

肺癌起源于支气管黏膜或腺体,是当前世界各地最常见的肺原发性恶性肿瘤。近50年来肺癌的发病率和病死率迅速上升,已居男性患者癌症病死率中首位。

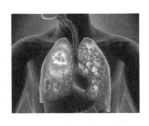

二、常见病因

（1）吸烟。

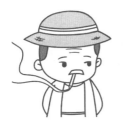

（2）职业和环境暴露,空气污染,特别是工业废气。

（3）电离辐射,长期暴露于沥青、石棉、煤焦油及放射性物质中。

三、常见症状

早期没有自觉症状,仅为一般呼吸系统疾病所共有的症状,如咳嗽、低热、胸痛、气闷等,很容易忽略。

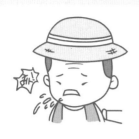

（1）咳嗽。为最常见的早期症状，为异物样刺激性咳嗽，典型的表现为阵发性刺激性干咳，一般止咳药常不易控制。

（2）痰中带血或咯血。为间断性或持续性、反复少量的痰中带血或咯血，偶因较大血管破裂或肿瘤破溃入支气管或肺血管而出现大咯血。

（3）胸闷、气急。肿瘤压迫气管，或大量胸腔积液时压迫肺组织并使纵隔移位时出现，有心包积液时也可出现。

（4）声音嘶哑，低热。发热不规则，用药后可暂时好转，但很快复发。

（5）胸部胀痛。主要表现为闷痛、隐痛，部位不一定，胀痛持续发生说明病变累及胸膜的可能。

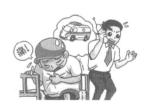

（6）消瘦和恶病质。

四、预防与治疗

1. 预防

（1）禁止和控制吸烟。

（2）减少工业污染的危害。①在粉尘污染环境中工作者，应戴好口罩或其他防护面罩；②改善通风环境，降低空气中的有害物质浓度；③改造生产的工艺流程,减少有害物质的产生。

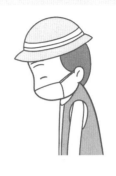

（3）减少环境污染,注意雾霾天气的个人防护。

（4）定期健康体格检查,定期胸部 X 片或肺部 CT 检查。早期筛查是降低肺癌病死率、提高生存率的唯一途径。

（5）关注每日"空气污染指数（Air pollution Index，API）",合理安排户外工作时间。

（6）多吃新鲜蔬果,不吃辛辣刺激的食物。

（7）保持良好的情绪。

2. 治疗

及时就医。有出现刺激性干咳、痰中带血等症状时应及时前往医疗机构的呼吸科就诊。

五、护理小贴士

（1）改善不良的生活习惯。

（2）注意日常饮食卫生。

（3）定期体检。并小心肺癌的 4 种"警报":①无明显诱因的刺激性咳嗽持续 2～3 周,且抗感染治疗无效;②无其他原因的短期内持续或反复的痰中带血;③不明原因、同一部位反复发作的肺炎;④不明原因的四肢关节疼痛及末端指（趾）头增粗。

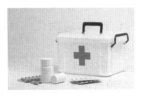

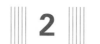

2

急性支气管炎、肺炎

一、疾病简介

急性支气管炎是指感染、物理、化学、过敏等因素引起的气管-支气管黏膜的急性炎症，多见于寒冷季节或气候突变时，也可由急性上呼吸道感染发展而来。炎症未控制，侵及肺实质的炎症为肺炎，细菌性肺炎是最常见的肺炎，在我国发病率高，在各种死因中居于前列。

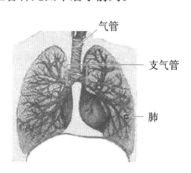

气管

支气管

肺

二、常见病因

（1）吸入过冷空气、粉尘、刺激性气体或烟雾。

（2）户外工作时受凉或淋雨。

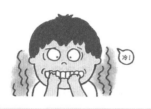

（3）工作压力大，机体抵抗力下降。

三、常见症状

1. 急性支气管炎

（1）上呼吸道感染症状。鼻塞、流清涕、咽痛、声音嘶哑等。

（2）咳嗽、咳痰。咽部发痒伴刺激性咳嗽，晨起或吸入冷空气、刺激性气体时加剧或诱发咳嗽，先为干咳，1～2天咳少量黏液性痰，2～3天后痰液由黏液性转为黏液脓性。

（3）胸痛。咳嗽剧烈时伴胸骨后疼痛。

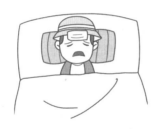

2. 肺炎

（1）寒战、高热。体温可高达39～40℃，呈稽留热型，伴有头痛、全身肌肉酸软、食欲缺乏。

（2）咳嗽、咳痰。早期刺激性干咳，继而咳白色黏液痰或血丝痰，1～2天后咳黏液血性痰、铁锈色痰、脓性痰。

（3）胸痛。剧烈胸痛，呈针刺样，随咳嗽或深呼吸加重，可向肩或腹部放射。

（4）呼吸困难。肺实变致通气不足时可出现口唇发绀、气促。

（5）少数有恶心、呕吐、腹胀或腹泻等胃肠道症状。

（6）重症肺炎者可出现神志模糊、烦躁甚至昏迷，呼吸急促，鼻翼翕动，发绀。

四、预防与治疗

1. 预防

（1）预防感冒，增强人体抵抗力。

（2）减少危险因素，如吸烟、酗酒。

（3）天气变化时注意防寒保暖。

（4）坚持体育锻炼，参加体育活动、有氧运动以利于增强肺部功能。

（5）肺炎球菌疫苗的接种。

（6）加强营养，增加机体抗感染能力。

2. 治疗

及时就医。有发热，明显咳嗽咳痰胸痛时应及时前往医疗机构的呼吸科就诊。

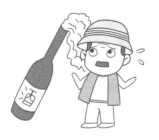

农民健康锦囊

五、护理小贴士

（1）发热时应卧床休息。

（2）保证高热量易消化的饮食及充足的水分，以流质或半流质为宜。

（3）高热时可用酒精、冰袋或冰贴降温，出汗时应及时擦干，更换衣物，避免受凉。

（4）剧咳者可适当使用止咳药，咳痰不易者可予化痰药物以稀释痰液，也可雾化吸入。

3

高血压

一、疾病简介

高血压是血压持续过高的一种疾病。在未用抗高血压药情况下,收缩压≥139 mmHg 和(或)舒张压≥89 mmHg,即可诊断为高血压;患者既往有高血压病史,目前正在用抗高血压药,血压虽然低于 140/90 mmHg,也应该诊断为高血压。

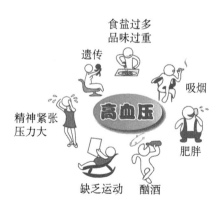

二、常见病因

(1)长期处于工作劳累的状态。

(2)生活压力较大,情绪容易激动。

(3)长期吸烟、饮酒。

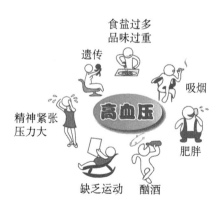

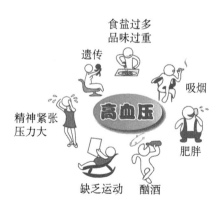

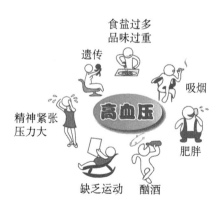

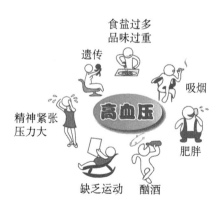

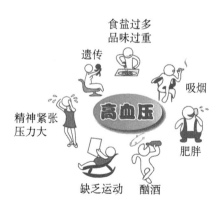

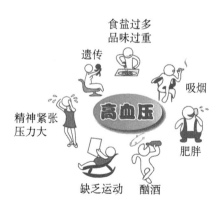

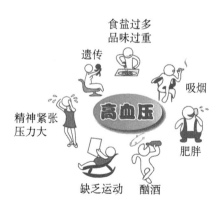

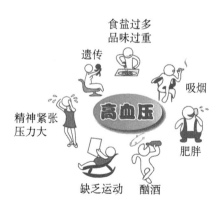

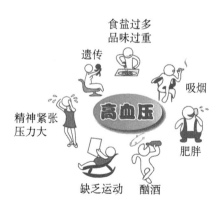

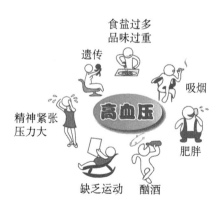

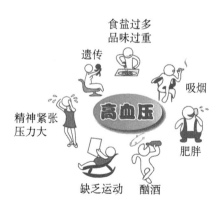

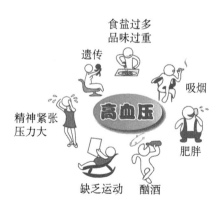

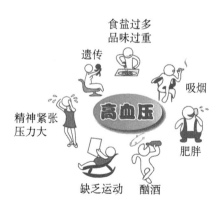

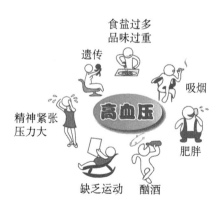

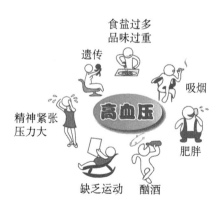

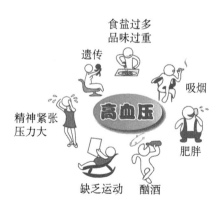

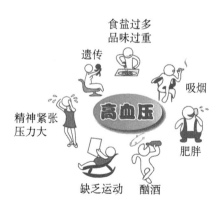

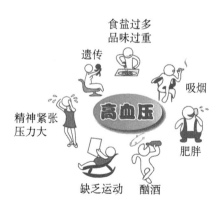

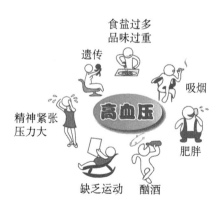

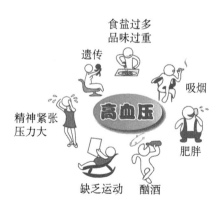

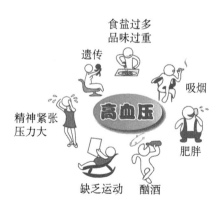

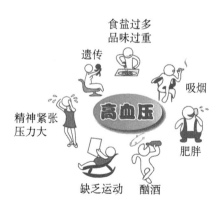

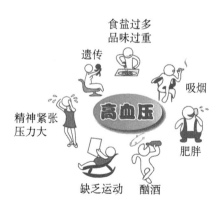

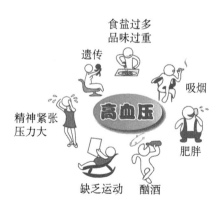

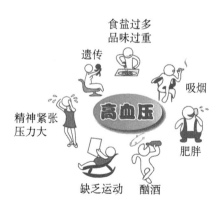

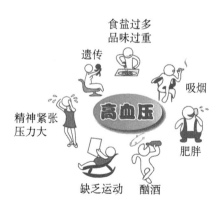

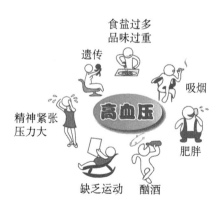

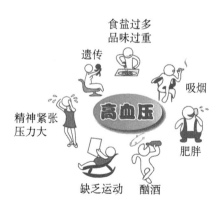

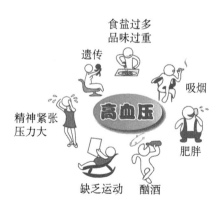

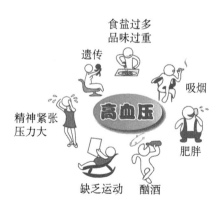

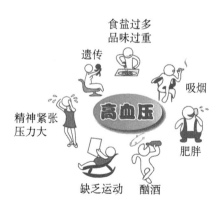

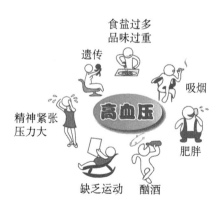

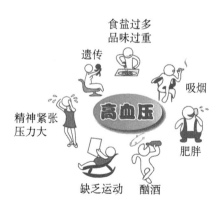

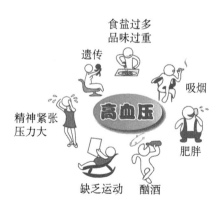

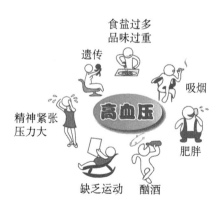

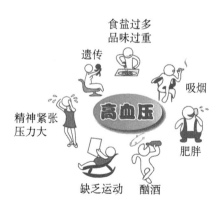

三、常见症状

早期多无症状，偶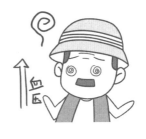尔体检时发现血压增高，或在精神紧张、情绪激动或劳累后感头晕、头痛、眼花、耳鸣、失眠、乏力、注意力不集中等症状。常见的并发症较多。

（1）脑部。头痛、头晕常见。多由于情绪激动，过度疲劳，气候变化或停用降压药而诱发。

（2）心脏表现。早期，心功能代偿，症状不明显；后期，心功能失代偿，发生心力衰竭。

（3）肾脏。肾小动脉硬化，肾功能减退时，可引起夜尿增多、多尿等；晚期出现肾衰竭。

（4）动脉改变。主动脉等大血管硬化、狭窄，可致冠心病等。

（5）眼底改变。视网膜动脉变细、硬化；严重者可致失明。

四、预防与治疗

1. 预防

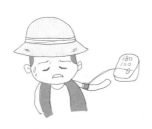（1）居住环境安静、温暖，阳光充足，通风良好。

（2）保持平和的心态，学会控制情绪，切勿大喜大悲。

（3）适当运动，劳逸结合，避免劳累；从卧床姿势坐起时，速度要慢，待无不适症状时再缓慢下床。

（4）饮食清淡，多食粗纤维食物及水果；尽量不吃或少吃油腻及油炸食物。

（5）戒烟限酒、尽量不饮或少饮浓咖啡及浓茶。

2. 治疗

（1）药物治疗。高血压是一种终身性疾病，药物治疗也是长期性的，患者应该有长期服药的思想准备。高血压药物种类繁多，不能随意使用降压药，要在医师的指导下使用，且不能随意增减药物的剂量。

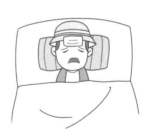

（2）饮食治疗。饮食要有节制。高血压患者多有肥胖，热量过剩，因此每餐可吃到八分饱，少量多餐，不暴饮暴食。少吃甜食；避免摄入高脂肪、油腻的食物；蛋白质的摄入以优质蛋白质为主，如鱼类、瘦肉、豆类。增加维生素及纤维素的摄入，如各种水果及蔬菜。补充充足的钙，既可以使血压保持稳定，又可以预防骨质疏松。尽量避免食用有刺激性的食品,如辛辣调味品。食用油宜选择植物油,可以预防高血压。食盐的摄入量要进行控制,一般每天食盐的摄入量要控制在6 g以内。严格戒烟限酒。

(3)运动治疗:运动除了可以促进血液循环,降低胆固醇的生成外,并能增强肌肉,减少骨骼与关节僵硬的发生。运动能增加食欲,促进肠胃蠕动,预防便秘,改善睡眠。运动频率一般每周3～5次,每次持续30～60分钟,运动强度以运动中的最大心率达到170次减去年龄为宜。运动过程中不要做动作过猛的低头弯腰,也不要做体位变化幅度过大以及用力屏气的动作。

五、护理小贴士

关于定期监测血压:家庭推荐使用的血压计有水银血压计和电子血压计两种。水银血压计是所有血压计中测量最为准确的一种。对有家属陪伴的患者,建议家属学习如何利用水银血压计为患者监测血压。电子血压计可以选用上臂式全自动血压计。测量的注意事项如下。

(1)血压监测的频率。血压控制较好者以每日1次为宜,血压不稳定者一天测量3次,取3次测量值的平均值。

(2)血压测量要做到"四定"。定时间、定部位、定体位、定血压计,即在每天的固定时间以相同的体位在同一肢体上用同一个血压计测量血压,一般建议测量坐位或卧位时右侧肱动脉的血压。

（3）测量前 30 分钟内没有运动、没有情绪波动、没有服降压药。因为运动、紧张等情绪会影响血压。

（4）测血压时，应将上肢的位置、血压计的位置和心脏处于同一水平；上肢衣袖不能扣得过紧，一件贴身衣服的厚度可以接受；被测肢体要保持放松状态，不要握拳。

（5）若患者有肢体功能障碍，测血压时应选择无功能障碍的那侧肢体。

（6）绑袖带的位置应该在肘关节上方 1～2 cm，松紧以能伸进一个手指为宜。

（7）如发现血压听不清或异常时应休息片刻重复测量。

（8）血压计应该定期检查。

4

关节肿痛

一、疾病简介

关节肿痛指关节周围肿胀、潮红、发热和运动受限，是多种疾病的临床表现。关节肿痛是由于毛细血管破裂、出血以及血管壁的通透性增加，血管内液外渗到组织间隙所致。

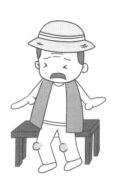

二、常见病因

（1）长期的体力劳动，关节活动量大。

（2）急性感染性关节炎。常见于各种细菌或病毒感染引起的关节炎，如化脓性关节炎等。

（3）自身免疫与变态反应性关节炎。如风湿性关节炎等。

（4）代谢障碍性关节炎。如急性痛风性关节炎等。

三、常见症状

主要表现为膝、踝、腕、肘等关节积液、疼痛。

四、预防与治疗

1. 预防

（1）劳逸结合，以保证充足的睡眠。

（2）减少反复关节活动所造成的磨损。

2. 治疗

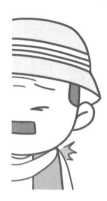

根据不同的疾病，采取不同的治疗方法，应用药物缓解疼痛。

（1）如果是类风湿关节炎，一般采用抗风湿药物，如阿司匹林、吲哚美辛，激素，中医中药，各种理疗，生物制剂等来缓解疼痛症状。

（2）外伤所致的关节肿胀，可以采用冷敷等对症治疗。

（3）痛风性关节炎患者应使用降尿酸药物，低嘌呤饮食。禁忌高嘌呤食物，如豆类及蔬菜类：黄豆、扁豆、紫菜、香菇。肉类：家禽家畜的肝、肠等内脏，肉脯，浓肉汁，肉馅等。水产类：鱼类（鱼皮、鱼卵、鱼干等海鱼）、贝壳类、虾类等。

（4）化脓性关节炎：使用有效抗生素进行药物治疗，采用皮肤牵引或石膏托板将患肢固定于功能位，关节穿刺引流。注意休息，适量劳动，劳逸结合；保持皮肤清洁卫生，防止感染；遵照医嘱，按时服药；定期门诊随访。

5

过敏性鼻炎

一、疾病简介

过敏性鼻炎又名变异性鼻炎,是鼻腔黏膜的变异性疾病,表现为喷嚏、阵发性鼻痒,急性发作时流出大量水样鼻涕,长期反复发作可引起头痛、支气管哮喘等多种并发症。

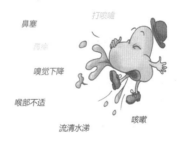

鼻塞

打喷嚏

嗅觉下降

喉部不适

流清水涕

咳嗽

二、常见病因

变应性鼻炎是一种由基因与环境互相作用而诱发的多因素疾病。变应性鼻炎的危险因素可能存在于所有年龄段。

(1)**遗传因素**。变应性鼻炎患者具有特应性体质,通常显示出家族聚集性。

(2)**变应原暴露**。多来源于动物、植物、昆虫、真菌或其他物质。

三、常见症状

典型症状主要是阵发性喷嚏、清水样鼻涕、鼻塞和鼻痒。部分伴有嗅觉减退。

（1）喷嚏。每天数次阵发性发作，每次多于 3 个，多在晨起或者夜晚或接触过敏原后立刻发作。

（2）清涕。大量清水样鼻涕，有时可不自觉从鼻孔滴下。

（3）鼻塞。间歇或持续，单侧或双侧，轻重程度不一。

（4）鼻痒。大多数患者鼻内发痒，花粉症患者可伴眼、耳和咽痒。

四、预防与治疗

1. 预防

（1）减少室内的尘螨数量。

（2）维持居住空间相对湿度 60% 以下。

（3）清扫地毯。清洗床上用品、窗帘。

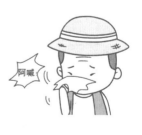

（4）使用有滤网的空气净化机等。

（5）相应花粉致敏季节，减少外出暴露。

（6）对动物皮毛过敏者回避过敏原。

2. 治疗

常用鼻内给药，鼻内给药具有许多优点，高浓度药物可直接作用于鼻部，避免或减少了全身不良反应。

（1）抗组胺药可有效缓解鼻痒、喷嚏和流涕等症状。适用于轻度间歇性和轻度持续性变应性鼻炎，与鼻用糖皮质激素联合治疗中-重度变应性鼻炎。

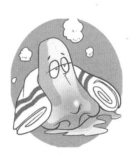

（2）鼻用糖皮质激素可有效缓解鼻塞、流涕和喷嚏等症状。

（3）抗白三烯药对变应性鼻炎和哮喘患者有效。

（4）色酮类药对缓解鼻部症状有一定效果，滴眼液对缓解眼部症状有效。

（5）鼻内减充血剂对鼻充血引起的鼻塞症状有缓解作用，疗程应控制在 7 天以内。

（6）鼻内抗胆碱能药物可有效抑制流涕。

（7）部分中药对缓解症状有效。

6

口腔溃疡

一、疾病简介

口腔溃疡,俗称"口疮",是一种常见的发生于口腔黏膜的溃疡性损伤病症,多见于唇内侧、舌头等部位的黏膜缺乏角质化层或角化较差。

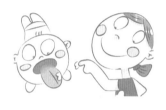

口腔溃疡发作时疼痛剧烈,局部灼痛明显,严重者还会影响饮食、说话,对日常生活造成极大不便;可并发慢性咽炎、便秘、头痛、头晕、恶心、乏力等全身症状。

二、常见病因

(1) 睡眠不充足,机体免疫力差。

(2) 饮食结构不合理。饮食中缺乏微量元素锌、铁,缺乏叶酸、维生素 B_{12} 等。

(3) 长期的精神紧张、生活压力大。

三、常见症状

灼痛是口腔溃疡的突出特征,外观为单个或者多个大小不一的圆形或椭圆形溃疡,表面覆盖灰白或黄色假膜,中央凹陷,边界清楚,周围黏膜红而微肿。其具有周期性、复发性、自限性的特征,一般能在 10 天左右自愈。

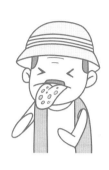

四、预防与治疗

1. 预防

(1)经常用淡盐水或茶水漱口,保持口腔清洁、湿润。

(2)戒除烟酒,生活起居有规律,保证充足的睡眠。

(3)多吃一些可以补充维生素 B_2 或者多种维生素的蔬菜,补充足量的维生素。

(4)适当减压,放松精神,避免过度劳累,保证充足睡眠。

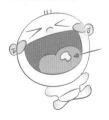

(5)要加强体育锻炼,提高身体免疫力。

(6)饮食清淡,少吃烧烤、油炸食物避免黏膜损伤。

2. 治疗

对于口腔溃疡的治疗,以消除病因、增强体质、对症治疗为主,治疗方法应坚持全身治疗和局部治疗相结合。

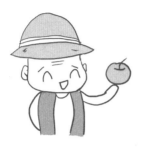

五、护理小贴士

（1）维生素 C 片：取维生素 C 药片适量,用一纸对折,把药片夹其中,用硬物对外挤压成面,把药面涂在"口疮"患处,一两次就有效。

（2）云南白药：用云南白药涂患处,连续涂 3 天可痊愈。

（3）蜂蜜疗法：将口腔洗漱干净,再用消毒棉签将蜂蜜涂于溃疡面上,涂擦后暂不要饮食。15 分钟左右,可用蜂蜜连口水一起咽下,再继续涂擦,一天可重复涂擦数次。

（4）维生素 E：用针刺破维生素 E 胶丸,将药液挤出涂于口腔溃疡处,保留 1 分钟,每日用药 4 次,于饭后及睡觉前用,一般 3 天可愈。

（5）维生素 B_2：将维生素 B_2 研为细粉状,用适量香油调匀,做成稀糊状,涂于溃疡表面,每日 4～6 次。一般连用 2～3 天,口腔溃疡可获愈。

（6）双耳山楂汤：将白木耳、黑木耳、山楂各 10 g 加适量水,煎煮 20 分钟,喝汤吃木耳。每日 1～2 次,连用数日。

7

手足皲裂

一、疾病简介

手足皲裂是指由各种原因引起的手足部皮肤干燥和裂纹,伴有疼痛,严重者可影响日常生活和工作。本病既是一些皮肤病的伴随症状,也是一种独立的皮肤病。

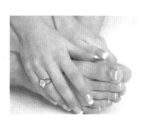

二、常见病因

(1)长期从事农活、重体力劳动等。

(2)手足经常暴露在外,接触各种物质,如干燥、摩擦、外伤,易于受到酸、碱的作用。

(3)缺少必要的保护措施。

三、常见症状

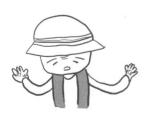

临床表现为沿皮纹发展的深浅、长短不一的裂隙,皮损可从无任何感觉到轻度刺痛或中度触痛,乃至灼痛并伴有出血。

四、预防与治疗

1. 预防

（1）防寒保暖，减少水分流失。手足皲裂主要是由于各种原因引起皮肤干燥，使角质层水分流失，当水分少于10％时易出现手足部皮肤干燥而皲裂。

（2）做好职业防护。从事露天作业及接触脂溶性、吸水性或碱性物质者应做好防护措施，以减少干燥、摩擦、外伤、酸、碱、有机溶剂的影响。

（3）保持手足部皮肤的清洁、干燥，外出时使用油脂保护，并加强保暖。

2. 治疗

（1）如合并足癣、湿疹、鱼鳞病等，应同时进行治疗。

（2）外用1％尿素霜，可去除角质、刺激上皮增生，减轻或解除疼痛。

五、护理小贴士

尿素霜是一种润肤性油剂，主要作用是防止水分流失，使皮肤干燥度下降，从而防止皮肤裂开。而康复新液是从天然昆虫药材中分离提取精制而成的新生物制剂，主要成分是多元醇类、表皮生长因子（WHF）单体，可以促进新生肉芽组织生长,具有修复溃疡创面的疗效;另一种有效成分为黏糖氨酸,具有增强免疫功能的作用。因此,局部擦抹尿素霜加康复新液湿敷,可在锁住皮肤水分的基础上促进肉芽组织的生长,从而使裂口尽早愈合。

8

流行性感冒

一、疾病简介

流感是由流感病毒引起的急性呼吸道传染病,其传染性强,发病率高,会导致暴发流行或大流行,在短时间内使很多人患病,发病率为各种传染性疾病之首。

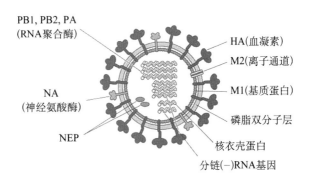

PB1, PB2, PA (RNA聚合酶)

HA(血凝素)

M2(离子通道)

NA (神经氨酸酶)

M1(基质蛋白)

磷脂双分子层

NEP

核衣壳蛋白

分链(−)RNA基因

二、常见病因

(1)主要通过近距离空气飞沫传播,流感高发期暴露于污染环境中。

(2)受凉、淋雨、过度疲劳致免疫力下降。

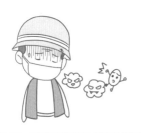

三、常见症状

（1）潜伏期多为1～7天，多数为2～4天。

（2）单纯性流感。最常见，发病急，畏寒高热，全身乏力，头痛，肌肉酸痛（中毒症状重），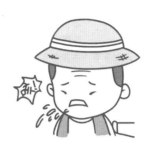伴有轻度上呼吸道症状，如咽部干痛、鼻塞、流涕、喷嚏、咳嗽为干咳，少数患者有胃肠道症状。突发性高热为一大典型症状，也是首发症状，在1～2天达高峰，体温可高达39～40℃，发热3～4天后热退，1周左右症状随之消失，上呼吸道症状及乏力可持续2周左右，体力恢复亦较为缓慢。

（3）肺炎型流感：主要表现为高热持续不退，剧烈咳嗽、咳血痰或脓性痰，呼吸急促、发绀，可因呼吸循环衰竭而死亡，病死率高。

（4）中毒型流感。除发热外，表现为高热、休克、呼吸衰竭、中枢神经系统损害及弥散性血管内凝血等严重症状，病死率高。

以下为流感和普通感冒的区别，如有流感症状，需及时就医诊治。

分类	流感	普通感冒
病因	流感病毒	鼻病毒等，少数为细菌和支原体

分类	流感	普通感冒
传染性	有，飞沫传播和接触传播	有，飞沫传播和接触传播
高发季节	冬春季节	一年四季
主要症状	全身症状为主，包括全身乏力、高热、肌肉酸痛	上呼吸道症状为主，包括喷嚏、鼻塞、流涕、咳嗽、咽痛，重者发热、头痛
并发症	年老体弱易并发肺炎、呼吸衰竭等，危及生命	急性鼻窦炎、中耳炎、支气管炎，少数为病毒性心肌炎
治疗	轻者休息，重者应尽快服用抗流感病毒药物	休息，对症治疗为主

四、预防与治疗

1. 预防

季节性流感在人与人之间传播能力很强，与有限的有效治疗相比积极防控更为重要。

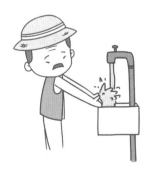

（1）保持良好的个人卫生习惯。

（2）勤洗手，饭前便后，外出归来应先用肥皂水和流动水洗手，避免脏手接触口、眼、鼻。

（3）保持环境卫生，经常开窗通风，适量运动做到劳逸结合，避免过度疲劳。

（4）咳嗽打喷嚏时要用纸巾掩住口鼻，不要对着他人。

（5）流感高发期，户外工作尽量佩戴口罩。

（6）疫苗接种：流行季节可对重点人群使用，尤其适用于老年人、儿童、慢性心肺疾患和免疫功能低下患者。

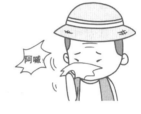

阿嚏

（7）饮食宜清淡，注意多饮水。

（8）戒烟限酒。

2. 治疗

及时就医。流感流行期间如出现流感样症状应及时前往医疗机构的呼吸科就诊，并减少接触他人，尽量居家休息，必要时住院治疗。

五、护理小贴士

（1）防寒保暖，特别注意足部的保暖。

（2）合理膳食，多食水果，多喝水，每天可用淡盐水或红茶漱口。

（3）保证足够的休息，减轻工作学习的压力。

（4）坚持锻炼，可每天用冷水洗脸，有利于提

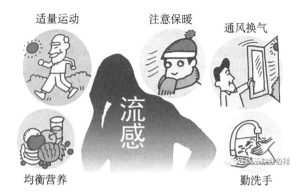

适量运动　　注意保暖　　通风换气

流感

均衡营养　　　　　　　　勤洗手

高机体对气温变化的适应能力。

（5）居室通风，保持居室空气流通，清新。

（6）避免交叉感染，流感流行期间尽量减少或不参加大型集会或集体活动，尽量减少或不去公共场所，若家中已有流感患者，要采取保护性隔离措施，避免与患者密切接触，应戴好口罩。

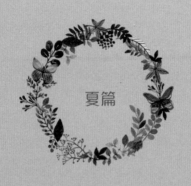

夏篇

清新、健康的笑
犹如夏天的一阵大雨
荡涤了人们心灵上的污泥
灰尘及所有的污垢
显现出善良与光明
　　　　　——高尔基

9

中暑

一、疾病简介

中暑是指长时间暴露在高温环境下或在炎热环境中进行体力活动，引起机体体温调节功能紊乱所致的一组临床综合征，以高热、皮肤干燥以及中枢神经系统症状为特征。

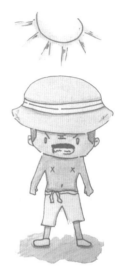

二、常见病因

1. 环境因素

在高温作业的车间工作，如果再加上通风差，则极易发生中暑；农业及露天作业时，受阳光直接暴晒，再加上大地受阳光的暴晒，地面温度再度升高，使人的脑膜充血，大脑皮质缺血而引起中暑，空气中相对湿度增强易诱发中暑。

2. 个人体质因素

在公共场所，人群拥挤集中，产热集中，散热困难，中暑衰竭主要是因周围循环不足，引起虚脱或短暂晕厥。

三、常见症状

先兆中暑、轻症中暑者口渴、食欲缺乏、头痛、头昏、多汗、疲乏、虚弱，恶心及呕吐，心悸、脸色干红或苍白，注意力涣散，动作不协调，体温正常或升高等。重症中暑包括热痉挛、热衰竭和热射病。

（1）热痉挛是突然发生的活动中或者活动后痛性肌肉痉挛，通常发生在下肢背面的肌肉群（腓肠肌和跟腱），也可以发生在腹部。肌肉痉挛可能与严重体钠缺失（大量出汗和饮用低张液体）和过度通气有关。热痉挛也可为热射病的早期表现。

（2）热衰竭是由于大量出汗导致体液和体盐丢失过多，常发生在炎热环境中工作或者运动后没有补充足够水分的人中，也发生于不适应高温潮湿环境的人中。其征象为：大汗、极度口渴、乏力、头痛、恶心呕吐、体温高，可有明显脱水征如心动过速、直立性低血压或晕厥，无明显中枢神经系统损伤表现。热衰竭可以是热痉挛和热射病的中介过程，治疗不及时，可发展为热射病。

（3）热射病是一种致命性急症，根据发病时患者所处的状态和发病机制，临床上分为两种类型：劳力性和非劳力性热射病。劳力性者主要是在高温环境下内源性产热过多（如炎热天气中长距离的跑步者），它可以迅速发生；非劳力性主要是在高温环境下体温调节功能障碍引起散热减少（如在热浪袭击期间生活环境中没有空调的老年人),它可以在数天之内发生。其征象为:高热(直肠温度≥41℃)、皮肤干燥(早期可以湿润)、意识模糊、惊厥甚至无反应,周围循环衰竭或休克。此外,劳力性者更易发生横纹肌溶解、急性肾衰竭、肝衰竭、弥散性血管内凝血或多器官功能衰竭,病死率较高。

四、预防与治疗

1. 预防

(1)大量饮水。在高温天气,不论运动量大小都要增加液体摄入,不要等到觉得口渴时再饮水。对于某些需要限制液体摄入量的患者,高温时的饮水量应遵医嘱。

(2)注意补充盐分和矿物质。酒精性饮料和高糖分饮料会使人体失去更多水分,在高温时不宜饮用。同时,要避免饮用过凉的冰冻饮料,以免造成胃部痉挛。

(3)少食高油高脂食物,减少人体热量摄入,穿着质地轻薄、宽松和浅色的衣物。

(4)中午高温时应减少户外工作。如必须进行户外工作,则应每小时饮用 500 ml 及以上水或茶水。

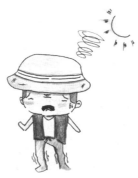

(5)虽然各种人群均可受到高温中暑

影响,但婴幼儿、65岁以上的老年人、患有精神疾病以及心脏病和高血压等慢性病的人群更易发生危险,应格外予以关注。对于这些高危人群,在高温天气应特别注意,及时观察是否出现中暑征兆。

(6) 合理安排工作,注意劳逸结合。

2. 治疗

(1) 停止活动,并在凉爽、通风的环境中休息。脱去多余的或者紧身的衣服。

(2) 如果患者有反应并且没有恶心呕吐,给患者喝水或者运动饮料。也可服用人丹、十滴水、藿香正气水等中药。

(3) 让患者躺下,抬高下肢15～30 cm。

(4) 用湿的凉毛巾放置于患者的头部和躯干部以降温,或将冰袋置于患者的腋下、颈侧和腹股沟处。

(5) 如果30分钟内患者情况没有改善,寻求医学救助。如果患者没有反应,开放气道,检查呼吸并给予适当处置。

(6) 对于重症高热患者,降温速度决定预后。体温越高,持续时间越长,组织损害越严重,预后也越差。体外降温无效者,用4℃冰盐水进行胃或直肠灌洗,也可用4℃的5%葡萄糖盐水或生理盐水1 000～2 000 ml静脉滴注,既有降温作用,也适当扩充容量,但开始速度宜慢,以免引起心律失常等不良反应。

(7) 必要时,需行床旁血液净化治疗。

（8）加强监测和对症治疗。

五、护理小贴士

1. 现场急救

（1）搬移。迅速将患者抬到通风、阴凉、干爽的地方，使其平卧并解开衣扣，松开或脱去衣服，如衣服被汗水湿透应更换衣服。

（2）降温。患者头部可捂上冷毛巾，可用50%的酒精、白酒、冰水或冷水进行全身擦浴，然后用扇子或电扇吹风，加速散热。有条件的也可用降温毯给予降温。但不要快速降低患者体温，当体温降至38℃以下时，要停止一切冷敷等强降温措施。

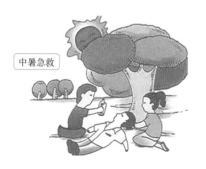

中暑急救

（3）补水。患者仍有意识时，可给一些清凉饮料，在补充水分时，可加入少量盐或小苏打水。但千万不可急于补充大量水分，否则会引起呕吐、腹痛、恶心等症状。

（4）促醒。患者若已失去知觉，可掐掐人中、合谷等穴，使其苏醒。若呼吸停止，应立即实施人工呼吸。

（5）转送。对于重症中暑患者，必须立即送医院诊治。搬运患者时，应用担架运送，不可使患者步行，同时运送途中要注意，尽可能地用冰袋敷于患者额头、枕后、胸口、肘窝及大腿根部，积极进行物理降温，以保护大脑、心肺等重要脏器。

2. 预防中暑药物和饮品

1) 预防中暑的药物

（1）人丹。具有清暑祛湿功效。主治中暑受热引起的头昏脑涨、胸中郁闷、腹痛腹泻；也可用于晕车晕船、水土不服。

（2）十滴水。具有清暑散寒功效。适于中暑所致的头昏、恶心呕吐、胸闷腹泻等症。

（3）藿香正气水。具有清暑解表功效。适于暑天因受寒所致的头昏、腹痛、呕吐、腹泻突出者。

（4）清凉油。具有清暑解毒功效。可治疗暑热引起的头昏头痛，或因贪凉引起的腹泻。

（5）金银花。具有祛暑清热、解毒止痢等功效。可开水泡代茶饮。

（6）菊花。具有消暑、平肝、利尿等功效，对高血压患者尤宜。以开水泡代茶饮。

（7）荷叶。适宜中暑所致的心烦胸闷、头昏头痛者，对高血压患者尤宜。以开水泡代茶饮。

2) 预防中暑的饮品

除了要注意身体状况、环境、饮食和常备一些防暑药品外，多喝防暑降温饮料也是预防中暑的最佳方法之一。

（1）山楂汤。山楂片 100 g、酸梅 50 g 加 3.5 kg 水煮烂，放入白菊花 100 g 煮沸后捞出，然后放入适量白糖，晾凉饮用。

（2）冰镇西瓜露。西瓜去皮、去子，瓜瓤切丁，连汁倒入盆内冰镇。然后用适量冰糖、白糖加水煮沸，撇去浮沫，置于冰箱冷藏。食用时将西瓜丁倒入冰镇糖水中即可。

（3）绿豆酸梅汤。绿豆 150 g、酸梅 100 g 加水煮烂，加适量白糖，晾凉饮用。

（4）金银花（或菊花）汤。金银花（或菊花）30 g，加适量白糖，开水冲泡，凉后即可饮用。

（5）西瓜翠衣汤。西瓜洗净后切下薄绿皮，加水煎煮 30 分钟，去渣加适量白糖，凉后饮用。

（6）椰汁银耳羹。银耳 30 g 洗净后用温水发开，除去硬皮，与椰汁 125 g、冰糖及水适量，煮沸即成。

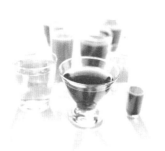

肠胃炎

一、疾病简介

肠胃炎(gastroenteritis)是指因病毒或细菌感染而发生的疾病。

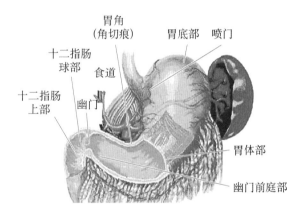

二、常见病因

感染性胃肠炎可因感染病毒、细菌、寄生虫引起。毒物及药物可引起化学性胃肠炎。病毒感染是胃肠炎最常见的病因,有多种病毒可引起胃肠炎,最常见的是轮状病毒,其次是诺沃克病毒、星状病毒和肠腺病毒。常见感染途径有:食物(尤其是海鲜),污染的水源,接触被感染者,餐具不洁,进食前未洗手等。

三、常见症状

胃肠炎症状的类型和严重程度取决于微生物或毒物的类型和量的大小。最常见的症状是腹泻,其他症状包括:腹痛、恶心、呕吐、发热、食欲缺乏、

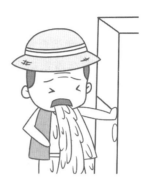

体重减轻(可能是脱水的征象)、大量出汗、皮肤湿冷、肌肉痛或关节僵硬、大便失禁等。

剧烈的呕吐和腹泻可以很快导致脱水,其表现有虚弱、极度口渴、少尿或尿色加深、皮肤干燥、口干、眼球下陷,婴儿还可表现为啼哭时少泪。严重的呕吐或腹泻可以引起低钠血症、低钾血症、低血压等。饮用大量含盐少或不含盐的水分来补充液体的患者尤易出现低钠血症。水和电解质紊乱有潜在的风险,特别是对于病重、虚弱、年幼或年老的患者,严重者可以出现休克和肾衰竭。

四、预防与治疗

1. 预防

(1) 不食不洁净的瓜果。瓜果在生长期间要浇水、施肥、喷洒农药,在采集、搬运和出售过程中,易被细菌感染,以致许多瓜果的表皮都带有细菌、虫卵和化学农药,所以瓜果在吃前必须用

清水反复冲洗数次再吃。凡能削皮的瓜果,应削皮后再吃,否则易发生农药积蓄中毒。

(2)避免进食刺激性饮食。对冷食和辣食等刺激性食物,需根据个人条件、原有的饮食习惯和季节选择,避免进食过量,尤其不应嗜酒。

(3)讲究饮食卫生。勤洗手,注意餐具卫生,生食和熟食分开放置。

(4)避免接触患者的呕吐物、排泄物、体液,如必须接触也应事后充分消毒。

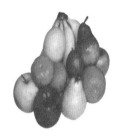

(5)避免前往肠胃炎暴发疫情地区。如不能确定当地饮水的洁净,可饮用瓶装水,或将水沉淀取其上层水充分烧沸后饮用。

(6)避免生食。即使在中国南部地区、日本这些有生食鱼贝传统的国家和地区,也应避免生食淡水养殖或捕捞的鱼类和贝类。生食海水鱼贝并不安全,但受感染概率相对较小。

特别提醒:有肠胃炎者千万不要乱吃东西,切不能吃太油腻的食物。

2. 治疗

(1)使用支持疗法较为常见。也就是针对病征进行治疗。

(2)对轻微腹泻和呕吐患者口服电解质溶液以防止脱水;对较严重的患者采用静脉点滴的方式补充水分和电解质。

（3）对疼痛、腹泻、呕吐较严重并已经确切排除特异性病因的患者，可以给予适当的药物止吐或止痛。

（4）患者需要给予恢复的时间，尽可能静养，呕吐或腹泻的容器应尽可能靠近身体。

（5）抗生素治疗受到争议。尽管中国医生喜欢给患者使用抗生素和静脉点滴方式用药，但是口服抗生素可能引起肠胃应激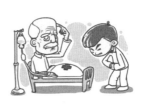反应，加重肠胃炎。滥用抗生素增强致病菌的耐药性。对于单纯性胃肠炎患者，使用抗生素不会提早消除症状，也不会有助于痊愈。

（6）服用胃黏膜保护剂。如硫糖铝、盖胃平或氢氧化铝凝胶等，可起到保护胃黏膜、增强其抵抗力的作用，但铝制剂不应长期服用。

（7）减少胆汁反流。甲氧氯普胺或吗丁林可加速胃和十二指肠的排空，减少胆汁反流，从而避免胆汁对胃黏膜的损害，但需注意甲氧氯普胺有嗜睡等不良反应。

（8）中医中药治疗。对于慢性肠胃炎患者，多建议配合中医中药治疗，服用一些中药制剂如肠胃舒灵方等。

五、饮食护理小贴士

（1）少吃多餐，避免过饱或过饥。在急性肠胃炎症状消失后,患者才可以饮食,包含固体食物。胃肠炎的症状一般在2天内消退。应该吃家里自己烹饪的食物,而避免从外面买回的加工食品。不建议在患病期间吃大餐,因为胃还不能够适当的消化固体食物。重要的是每天频繁的吃小餐。在经过10～15天后,患者可以吃煮熟的蔬菜,水果和少量低脂肪饮食。

(2)流质饮食。稀饭或粥,应大量喝水,以避免腹泻造成脱水。过度频繁的呕吐和排便,会减少身体组织的水分和电解质。因此,增加液体摄入量是必须的,以弥补损失。液体中含有大量的糖和电解质(钾、钠),还可以帮助减少腹泻。

(3)患者宜多吃无渣食物,为避免大便干燥,还需常吃些琼脂,香蕉,蜂蜜等能润肠的食物。

(4)禁吃对溃疡面有刺激的过酸和过甜的食物,如辣椒、葱、蒜、浓缩果汁、咖啡、酒、浓茶等。

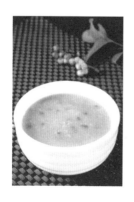

(5)食用低聚糖易消化食物(异麦芽低聚糖)。异麦芽低聚糖直达肠道,作用于肠道内的有益菌,促进其增殖。抑制坏菌生长,从而恢复胃肠道微生态平衡,保持肠道健康,为身体健康打下良好的基础。

11

触电

一、疾病简介

触电是指当生物(主要指人类)与电有直接的接触时,因此感受到疼痛或甚至受到伤害的意外事故。

二、常见病因

2 mA 以下的电流通过人体,仅产生麻感,对机体影响不大。8～12 mA 电流通过人体,肌肉自动收缩,身体常可自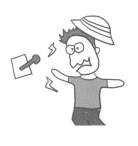动脱离电源,除感到"一击"外,对身体损害不大。但超过 20 mA 即可导致接触部位皮肤灼伤,皮下组织也可因此炭化。25 mA 以上的电流即可引起心室纤颤,导致循环停顿而死亡。低电压电流可使心跳停止,继之呼吸停止。高压电流由于对中枢神经系统强力刺激,先使呼吸停止,再随之心跳停止。雷击是极强的静电电击。高电压可使局部组织温度高在 2 000～4 000℃。闪电为一种静电放电,在闪电一瞬间的温度更高,可迅速引起组织损伤和"炭化"。

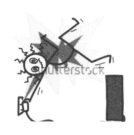

三、常见症状

（1）轻者惊吓、心悸、面色苍白、头晕、乏力。重者立即出现昏迷、强直性肌肉收缩、休克、心律失常、心跳及呼吸极微弱呈假死状态或心脏骤停、呼吸停止、出现发绀。

（2）电击部位皮肤的电灼伤、焦化或炭化，并有组织坏死。如从高处跌下，可伴有脑震荡，头、胸、腹处伤或四肢骨折。

四、预防与治疗

1. 预防

（1）各种电气设备，尤其是移动式电气设备，应建立经常与定期的检查制度，如发现故障或与有关的规定不符合时，应及时加以处理。

（2）使用各种电气设备时，应严格遵守操作制度。不得将三脚插头擅自改为二脚插头，也不得直接将线头插入插座内用电。

（3）尽量不要带电工作，特别是在危险场所（如工作地很狭窄，工作地周围有对电压在 250V 以上的导体等），禁止带电工作。

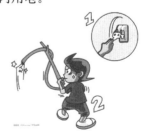

如果必须带电工作时,应采取必要的安全措施(如站在橡胶毡上或穿绝缘橡胶靴,附近的其他导电体或接地处都应用橡胶布遮盖,并需要有专人监护等)。

(4) 带金属外壳的家用电器的外接电源插头一般都用三脚插头,其中有一根为接地线。而现在居民住宅大多没有铺设保护接地线,因此无法接用接地线。如果采用埋在地下的自来水管等作接地体,则必须保证地上的自来水管道有良好的电气连接,中间必须接触良好,不能有塑料等不导电的接头。更不得利用煤气管道等易燃易爆的气体管道作为接地体或接地线使用。另外还须注意家用电器插头的相线零头应与插座中的相线零线相一致。插座规定的接法为:面对插座看,上面的接地线,左边的接中线,右边的接相线。

(5) 静电可能引起危害,重则可引起爆炸与火灾,轻则可使人受到电击,引起严重后果。消除静电首先应尽量限制静电电荷的产生或积聚。

(6) 有条件时,还可采用性能可靠的漏电保护器。严禁利用大地作中性线,即严禁采用三线一地、二线一地或一线一地制。

2. 治疗

1) 迅速脱离电源

现场救治应争分夺秒,首要任务是切断电源。根据触电现场的环境和条件,采取最安全而又最迅速的办法切断电源或使触电者脱离电源。常有方法有：关闭电源；挑开电线等。

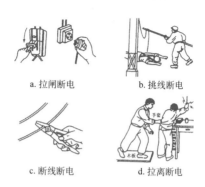

a.拉闸断电　　　　　b.挑线断电

c.断线断电　　　　　d.拉离断电

（1）关闭电源。若触电发生在家中或开关附近，迅速关闭电源开关、拉开电源总闸刀是最简单、安全而有效的方法。

（2）挑开电线。用干燥木棒、竹竿等将电线从触电者身上挑开，并将此电线固定好，避免他人触电。

（3）斩断电路。若在野外或远离电源开关的地方，尤其是雨天，不便接近触电者以挑开电源线时，可在现场20 m以外用绝缘钳子或干燥木柄的铁锹、斧头、刀等将电线斩断。

（4）"拉开"触电者若触电者。不幸全身趴在铁壳机器上，抢救者可在自己脚下垫一块干燥木板或塑料板，用干燥绝缘的布条、绳子或用衣服绕成绳条状套在触电者身上将其拉离电源。

在使触电者脱离电源的整个过程中必须防止自身触电，注意以下3点：①必须严格保持自己与触电者的绝缘,不直接接触触电者,选用的器材必须有绝缘性能。若对所用器材绝缘性能无把握,则在操作时,脚下垫干燥木块、厚塑料块等绝缘物品,使自己与大地绝缘。②在下雨天气野外抢救触电者时,一切原先有绝缘性能的器材都因淋湿而失去绝缘性能,因此更需注意。③野外高压电线触电,注意跨步电压的可能性并予以防止,最好是选择 20 m 以外切断电源;确实需要进出危险地带,需保证单脚着地的跨跳步进出,绝对不许双脚同时着地。

2)有缺氧指征者给予吸氧、心肺复苏

(1)对呼吸微弱或不规则、甚至停止,而心搏尚存在者,应立即口对口人工呼吸,或仰卧压胸、俯卧压背式人工呼吸,有条件者可行气管插管气囊或呼吸机辅助呼吸。

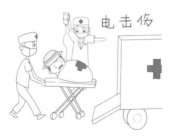

(2)对心搏停止,而呼吸尚存在者,应立即行胸外按压,对心室颤动者,有条件时应行非同步直流电除颤。

(3)心跳、呼吸骤停者即刻予以心肺复苏(CPR)。

3）保护体表电灼伤创面

（1）体表电灼伤创面周围皮肤用聚维酮碘（碘伏）处理后，加盖无菌敷料包扎，以减少污染。

（2）若伤口继发性出血，应给予相应处理。

4）对症处理

（1）积极防治脑水肿、急性肾衰竭等并发症。

（2）纠正水、电解质、酸碱平衡失调。

（3）有骨折者应给予适当固定。

（4）应用抗生素防治感染。

（5）心跳呼吸骤停者应建立有效通气与给氧，心跳恢复或在有效心脏按压同时转送医院。①危重患者建立静脉通道；②检查是否存在其他合并外伤，如电击伤后从高处跌落致骨折等创伤；③监测生命体征。

12

毒蛇咬伤

一、疾病简介

毒蛇,指能够分泌毒液的蛇。毒蛇一般体形不大,头呈三角形状,有毒牙。毒蛇的毒液一般储藏在毒牙中,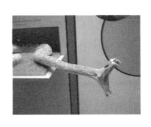在捕捉猎物或者自卫的时候通过毒牙喷出毒液,或者是咬住攻击对象之后再把毒液通过毒牙注射到攻击对象的体内。当毒液进入人体血管之后,毒液会通过血液循环流遍全身,从而使局部乃至全身分别引起不同的中毒症状,若不及时处理甚至可能会丧命。

二、常见病因

毒蛇头部有毒牙、排毒导管和毒腺,毒腺位于头侧眼后下方的皮肤下面。当毒蛇咬人时,毒腺中的毒液通过排毒导管输送到毒牙而注入咬伤的伤口内。毒液主要经淋巴和血循环扩散,引起局部的和全身中毒症状。

三、常见症状

蛇毒主要含蛋白质、多肽类和多种酶,依成

分不同分为神经毒、血液循环毒和混合毒3种,毒素不同其临床表现也有差异。

(1)血液循环毒素中毒。见于蝰蛇、五步蛇和竹叶青蛇咬伤。咬伤局部剧痛、红肿、出血、水疱、皮下瘀斑或组织坏死,引起淋巴管炎和淋巴结炎,伤口不易愈合,并迅速向肢体近端蔓延。全身反应多在咬伤2~3小时出现,有发热、胸闷、心慌、气短、恶心、呕吐等。重者出现皮肤黏膜出血、呕血、便血、尿血、鼻出血等,可有溶血性黄疸,还可出现心律失常、心肌损害、心力衰竭甚至休克,有的出现急性肝、肾衰竭。

(2)神经毒素中毒。主要由金环蛇、银环蛇、部分蝮蛇和海蛇咬伤引起。咬伤局部症状相对较轻,伤口可仅有轻度红肿、麻木、流血不多,所以往往易被忽视。在咬伤后1~3小时,开始出现全身症状并迅猛发展,有视物模糊、眼睑下垂、声音嘶哑、言语和吞咽困难、恶心、呕吐、牙关紧闭、共济失调、瞳孔散大、光反射消失、大小便失禁。严重者肢体瘫痪、惊厥、昏迷、休克、呼吸麻痹以至呼吸停止。虽然神经毒素的症状很重,但病程较短,只要度过前两天的危险期,一般均可恢复。

(3)混合毒素中毒。见于眼镜蛇、眼镜王蛇和蝮蛇咬伤。兼有以上两者的特点,但又有所侧重,如眼镜蛇咬伤以神经毒素为主,蝮蛇咬伤以血液循环毒素为主。

四、预防与治疗

1. 预防

（1）蛇咬伤严重地威胁着广大劳动者的身体健康，应在危害最大的地区，采取积极的预防措施，尽量减少蛇咬伤的发病率，降低病死率。首先要建立健全的蛇伤防治网，从组织上及人力上予以落实，做到任务明确，专人负责。其次要发动群众搞好住宅周围的环境卫生，彻底铲除杂草，清理乱石，堵塞洞穴，消灭毒蛇的隐蔽场所，经常开展灭蛇及捕蛇工作。同时要学习预防蛇伤的基本知识。

（2）在野外从事劳动生产的人员，进入草丛前，应先用棍棒驱赶毒蛇，在深山丛林中作业与执勤时，要随时注意观察周围情况，及时排除隐患，应穿好长袖上衣，长裤及鞋袜，必要时戴好草帽。遇到毒蛇时不要惊慌失措，应采用左、右拐弯的走动来躲避追赶的毒蛇，或是站在原处，面向毒蛇，注意来势左右避开，寻找机会拾起树枝自卫。四肢涂擦防蛇药液及口眼蛇伤解毒片，均能起到预防蛇伤的作用。

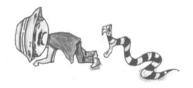

2. 治疗

毒蛇咬伤后现场急救很重要,应采取各种措施,迅速排出毒液并防止毒液的吸收与扩散。到达有条件的医疗站后,应继续采取综合措施,如彻底清创,内服及外敷有效的蛇药片,抗蛇毒血清的应用及全身的支持疗法。

1) 阻止毒液吸收

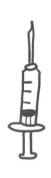

(1) 绑扎法。是一种简便而有效的方法,也是现场容易办到的一种自救和互救的方法。即在被毒蛇咬伤后,立即用布条类、手巾或绷带等物,在伤肢近侧 5～10 cm 处或在伤指(趾)根部予以绑扎,以减少静脉及淋巴液的回流,从而达到暂时阻止蛇毒吸收的目的。在后送途中应每隔 20 分钟松绑一次,每次 1～2 分钟,以防止伤肢淤血及组织坏死。待伤口得到彻底清创处理和服用蛇药片 3～4 小时后,才能解除绑带。

(2) 冰敷法。有条件时,在绑扎的同时用冰块敷于伤肢,使血管及淋巴管收缩,减慢蛇毒的吸收。也可将伤肢或伤指浸入 4～7℃ 的冷水中,3～4 小时后再改用冰袋冷敷,持续 24～36 小时即可,但局部降温的同时要注意全身的保暖。

(3) 伤肢制动。受伤后走动要缓慢,不能奔跑,以减少毒素的吸收,最好是将伤肢临时制动后放于低位,送往医疗站。必要时可给适量的镇静,使患者保持安静。

2）促进蛇毒的排出及破坏

（1）存留在伤口局部的蛇毒，应采取相应措施，促使其排出或破坏。最简单的方法是用嘴吸吮，每吸一次后要作清水漱口，也可用吸乳器械拔火罐等方法，吸出伤口内之蛇毒，效果也较满意。

（2）伤口较深并有污染者，应彻底清创。消毒后应以牙痕为中心，将伤口作"＋"或"＋＋"形切开，使残存的蛇毒便于流出，但切口不宜过深，以免伤及血管。

（3）胰蛋白酶局部注射有一定作用，它能分解和破坏蛇毒，从而减轻或抑制患者的中毒症状，用法是用生理盐水 2～4 ml 溶解胰蛋白酶后，在伤口基底层及周围进行注射，12～24 小时后可重复注射。注射呋塞米、依他尼酸钠或甘露醇等，可加速蛇毒从泌尿系的排出。

3）抑制蛇毒作用

主要是内服和外敷有效的中草药和蛇药片，达到解毒、消炎、止血、强心和利尿作用，抗蛇毒血清已广泛用于临床，对同种毒蛇咬伤效果较好。

4）全身支持疗法

毒蛇咬伤后的数日内病情较重，中毒症状明显，常伴有不同程度的水电解质紊乱和休克，严重者会出现呼吸衰竭，心力衰竭，急性肾衰竭，溶血性贫血。因而积极的全身治疗及纠正主要脏器的功能是重要的。

五、护理小贴士

急救处理

1. 毒蛇咬伤的判定

被毒蛇咬伤后切忌惊慌,首先要判明是否为毒蛇咬伤。这可通过蛇的牙痕进行判断,无毒蛇的牙痕多呈一排或两排,而毒蛇的牙痕则多呈两点(一对)或数点(2～3 对)。

2. 毒蛇咬伤救治

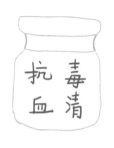

(1) 毒物的吸收和扩散。不要惊慌奔走,更不要奔跑,要保持镇静,避免加速毒物的吸收和扩散。

(2) 立刻对伤口进行局部处理。立即在伤口近心端2～3 cm 处用绳带结扎,每 15分钟左右放松 1 分钟,防止肢体缺血坏死。

(3) 尽快到医院急诊室进行处理。伤口切开、冲洗、吸毒和排毒。

(4) 特效解毒。抗毒血清应用越早越好,最好选用多价抗毒血清。

(5) 蛇药治疗。可选用南通蛇药、上海蛇药等局敷或口服。

(6) 对症及支持治疗。防止继发感染等。

农民健康锦囊

13

蜂类咬伤

一、疾病简介

当蜂接触人体皮肤后,为了自卫,将毒刺刺入皮肤后,其尾刺会留在皮肤内,同时将毒腺中的毒液注入人的皮肤内。

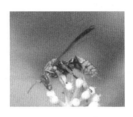

二、常见病因

被蜂类螫伤。

三、常见症状

（1）局部表现。螫伤部位红肿,中央可见小黑点,多为刺伤点或毒刺存留部位,周围可有丹毒或荨麻疹样改变。

（2）全身症状。一般不甚明显,但被群蜂多处螫伤时症状较重,可出现头晕、头痛、寒战、发热、气喘、心率增快、血压下降甚至休克、昏迷等。

四、预防与治疗

1. 预防

预防蜜蜂或虎头蜂螫伤,户外尽量穿长袖、长裤及布鞋,以白、黄褐、卡其或淡绿色之衣物比

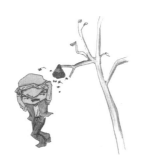

较不会招蜂引蝶。亮丽或者有鲜花图案之衣服、小山羊皮或其他皮革制衣物，最容易引起蜂类的攻击。当然啦，芬芳的香水、洗发精及刮胡液，也可能是它们的最爱。如果有一只蜂围绕您身旁，忽近忽远，盘旋不去，这是一种警讯，请不要再前进，您可能快要接进蜂巢而惊动蜂群，应该迅速从原路撤退为妙。如遇蜂群接近，千万不要拍打或快速奔跑，反而要镇静和缓慢行动。万一不幸遇蜂群攻击来不及避开，用手臂遮头，或衣物覆盖，趴在地上是最好的选择。

2. 治疗

（1）局部处理。检查螫伤处，如有毒刺和毒囊遗留，应立即刮除或拔出。蜜蜂螫伤局部可用肥皂水、3％氨水或5％碳酸氢钠溶液清洗。大黄蜂、黄蜂螫伤，用醋酸或3％硼酸溶液清洗。

（2）止痛。剧痛可用0.5％～1％普鲁卡因局部封闭。在螫刺部位放上冰块可减轻疼痛。

（3）涂药：伤口周围涂以南通蛇药，也可用紫花地丁 30～120 g，鲜蒲公英 30～60 g 捣烂外敷。

（4）对症治疗：发生全身过敏，应立即皮下注射 0.1％肾上腺素 0.5～1 ml，并静脉滴注氢化可的松。剧痛时皮下注射吗啡。

（5）有报道使用该昆虫的螯体抗原或最好用全毒液抗原进行脱敏，经初次免疫后，需用5年维持剂量。

五、护理小贴士

（1）使患者休息，保持镇静，如有毒刺和毒囊遗留，则应立即用镊子取出，因毒囊离蜂体后，仍继续收缩数秒钟，切勿用手挤压，以免压出更多的毒液。

（2）被蜂刺伤处可用肥皂水、食盐溶液、糖溶液等洗敷伤口。也可用野甘草叶子洗净榨汁、涂擦患者（或以鲜叶洗净揉擦），每隔5分钟搽药一次，红肿灼痛即可减轻。伤口周围可选用草药如鲜蒲公英、景天三七、七叶一枝花、半边莲等洗净捣烂外敷，效果良好。

（3）全身症状较重宜速到医院诊疗。

14

高血脂

一、疾病简介

高脂血症是指血脂水平过高,可直接引起一些严重危害人体健康的疾病,如动脉粥样硬化、冠心病、胰腺炎等。

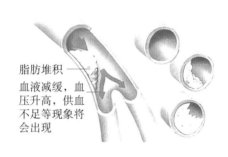

脂肪堆积——
血液减缓,血压升高,供血不足等现象将会出现

二、常见病因

高脂血症可分为原发性和继发性两类。原发性与先天性和遗传有关,是由于单基因缺陷或多基因缺陷,使参与脂蛋白转运和代谢的受体、酶或载脂蛋白异常所致,或由于环境因素(饮食、营养、药物)和未知的机制而致。继发性多发生于代谢性紊乱疾病(糖尿病、高血压、黏液性水肿、甲状腺功能低下、肥胖、肝肾疾病、肾上腺皮质功能亢进),或与其他因素如年龄、性别、季节、饮酒、吸

烟、饮食、精神紧张、情绪活动等有关。

三、常见症状

高脂血症的临床表现主要是脂质在真皮内沉积所引起的黄色瘤和脂质在血管内皮沉积所引起的动脉粥样硬化。尽管高脂血症可引起黄色瘤，但其发生率并不很高；而动脉粥样硬化的发生和发展又是一种缓慢渐进的过程。因此在通常情况下，多数患者并无明显症状和异常体征。不少人是由于其他原因进行血液生化检验时才发现有血浆脂蛋白水平升高。

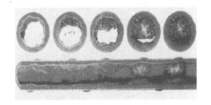

四、预防与治疗

1. 预防

（1）高纤维饮食。食物中的食物纤维可以与胆汁酸相结合，降低血清胆固醇的浓度。富含食物纤维的食物主要有粗粮和杂粮、干豆类食物、蔬菜以及水果等。

（2）戒烟戒酒。长期吸烟和酗酒会干扰血脂的代谢，使血浆中胆固醇和甘油三酯上升而引发高血脂，所以中老年人应该戒烟戒酒，在平时可以适量喝一些绿茶,能够起到降血脂的作用。停止吸烟1年,血浆 HDL‐胆固醇可上升至不吸烟者的水平,冠心病的危险程度可降低50%,甚至接近于不吸烟者。

(3)低脂低胆固醇饮食。老年人在平时要严格控制动物脂肪和胆固醇的摄入量,食用油应该选择富含不饱和脂肪酸的植物油,比如豆油和花生油以及玉米油都是很不错的选择。

(4)限制能量的摄入。老年人的饮食一定要保持清淡,每天的主食不能超过300 g,老年人应该多吃馒头和米饭以及面包和豆腐,还可以多喝豆浆和牛奶,可以适当地吃一些瘦肉和鱼类食物,还应该多吃各种蔬菜和水果。

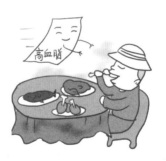

(5)健康的生活方式。老年人在平时要保持生活有规律,要参加体育活动和文娱活动,同时还要保持良好的心态,要避免精神过度紧张和焦躁不安等负面情绪的发生,而且不能够过度劳累,要注意劳逸相结合。

(6)控制理想体重。许多流行病学资料显

示,肥胖人群的平均血浆胆固醇和甘油三酯水平显著高于同龄的非肥胖者。除了体重指数(BMI)与血脂水平呈明显正相关外,身体脂肪的分布也与血浆脂蛋白水平关系密切。一般来说,中心型肥胖者更容易发生高脂血症。肥胖者的体重减轻后,血脂紊乱亦可恢复正常。

(7) 运动锻炼。体育运动不但可以增强心肺功能、改善胰岛素抵抗和葡萄糖耐量,而且还可减轻体重、降低血浆甘油三酯和胆固醇水平,升高高密度脂蛋白(HDL)胆固醇水平。

为了达到安全有效的目的,进行运动锻炼时应注意以下事项。①运动强度通常以运动后的心率水平来衡量运动量的大小,适宜的运动强度一般是运动后的心率控制在个人最大心率的80%左右。运动方式以中速步行、慢跑、游泳、跳绳、做健身操、骑自行车等有氧活动为宜。②运动持续时间每次运动开始之前,应先进行 5～10 分钟的预备活动,使心率逐渐达到上述水平,然后维持 20～30 分钟。运动完后最好再进行 5～10 分钟的放松活动。每周至少活动 3～4 次。③运动时应注意安全保护。

2. 治疗

1) 饮食治疗

(1) 血浆脂质主要来源于食物,通过控制饮食,可使血浆胆固醇水平降低 5%～10%,同时有助于减肥。并使降脂药物发挥出最佳的效果。多数Ⅲ型高脂蛋白血症患者通过饮食治疗,同时纠

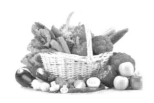

正其他共存的代谢紊乱，常可使血脂水平降至正常。

（2）饮食治疗时机，主要取决于患者的冠心病危险程度和血浆低密度脂蛋白(LDL)-胆固醇水平。一般来讲，冠心病的危险程度越高，则开始进行饮食治疗的血浆 LDL -胆固醇水平就越低。

（3）高脂血症的饮食治疗是通过控制饮食的方法，在保持理想体重的同时，降低血浆中的 LDL -胆固醇水平。

（4）饮食结构可直接影响血脂水平的高低。血浆胆固醇水平易受饮食中胆固醇摄入量的影响，进食大量的饱和脂肪酸也可增加胆固醇的合成。肉、蛋及乳制品等食物（特别是蛋黄和动物内脏）中的胆固醇和饱和脂肪酸含量较多，应限量进食。食用油应以植物油为主，每人每天用量以 25～30 g 为宜。家族性高胆固醇血症患者应严格限制食物中的胆固醇和脂肪酸摄入。

2）药物治疗

以降低血清总胆固醇和 LDL -胆固醇为主的有他汀类和树脂类。以降低血清甘油三酯为主的药物有贝特类和烟酸类。重度血脂异常的非药物治疗。部分血脂异常的患者通过调整饮食和改善生活方式均可以达到比较理想的血脂调节效果，有极少数患者血脂水平非常高，多见于有基因遗传异常的患者，可以通过血浆净化治疗、外科治疗。基因治疗在未来有可能攻克顽固性遗传性的血脂异常。

五、护理小贴士

（1）油炸食品。此类食品热量高，含有较高的油脂和氧化物质，经常进食易导致肥胖；是导致高脂血症和冠心病的最危险食品。在油炸过程中，往往产生大量的致癌物质。已经有研究表明，常吃油炸食物的人，其部分癌症的发病率远远高于不吃或极少进食油炸食物的人群。

（2）腌制食品。在腌制过程中，需要大量放盐，会导致此类食物钠盐含量超标，造成常常进食腌制食品者肾脏的负担加重，发生高血压的风险增高。还

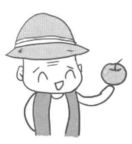

有，食品在腌制过程中可产生大量的致癌物质亚硝胺，导致鼻咽癌等恶性肿瘤的发病风险增高。此外，由于高浓度的盐分可严重损害胃肠道黏膜，故常进食腌制食品者，胃肠炎症和溃疡的发病率较高。

（3）肥肉和动物内脏类食物。虽然含有一定量的优质蛋白、维生素和矿物质，但肥肉和动物内脏类食物所含有的大量饱和脂肪酸和胆固醇，已经被确定为导致心脏病最重要的两类膳食因素。现已明确，长期大量进食动物内脏类食物可

大幅度地增高患心血管疾病和恶性肿瘤（如结肠癌、乳腺癌）的发生风险。饮食上少食油腻、高脂肪类食物,多食蔬菜水果及粗粮。

（4）罐头类食品。不论是水果类罐头,还是肉类罐头,其中的营养素都遭到大量的破坏,特别是各类维生素几乎被破坏殆尽。另外,罐头制品中的蛋白质常常出现变性,使其消化吸收率大为降低,营养价值大幅度"缩水"。还有,很多水果类罐头含有较高的糖分,并以液体为载体被摄入人体,使糖分的吸收率因之大为增高故可在进食后短时间内导致血糖大幅攀升,胰腺负荷加重。同时,由于能量较高,有导致肥胖之虞。

（5）加工的肉类食品（火腿肠等）。这类食物含有一定量的亚硝酸盐,故可能有导致癌症的潜在风险。此外,由于添加防腐剂、增色剂和保色剂等,造成人体肝脏负担加重。还有,火腿等制品大多为高钠食品,大量进食可导致盐分摄入过高,造成血压波动及肾功能损害。

（6）方便面属于高盐、高脂、低维生素、低矿物质的食物。一方面,因盐分含量高增加了肾负荷,会升高血压;另一方面,含有一定的人造脂肪（反式脂肪酸）,对心血管有相当大的负面影响。加之含有防腐剂和香精,可能对肝脏等有潜在的不利影响。

15

痢疾

一、疾病简介

痢疾,古称肠辟、滞下。为急性肠道传染病之一。临床以发热、腹痛、里急后重、大便脓血为主要症状。若感染疫毒,发病急剧,伴突然高热,神昏、惊厥者,为疫毒痢。

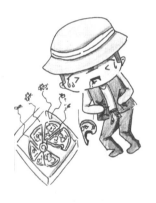

二、常见病因

(1)本病以结肠或回肠末端化脓性炎症为主要病变。因为痢疾杆菌侵袭后产生内、外毒素使肠黏膜受损,病变部位有多核细胞浸润,形成脓肿或溃疡。病变局部肠系膜淋巴结充血肿大。中毒性菌痢主要病理变化是全身小动脉血管壁渗透性增加,使血管壁周围组织严重水肿,内脏器官(如脑、肝、肾及肾上腺等)出现水肿。

(2)当人抵抗力降低时,痢疾杆菌经胃进入小肠大量繁殖,有些死亡了的细菌释放出内毒素,刺激肠壁使其通透性增加。被吸收到血流的毒素,最后可从结肠黏膜排出,使结肠过敏和引起黏膜损害,在此基础上,痢疾杆菌和肠道其他细菌在黏膜表面和黏膜下繁殖,进一步产生破坏作用,引起炎症反应。

(3)发病初期,痢疾杆菌分泌的内毒素和炎症刺激肠壁神经末梢,而引起肠管痉挛、肠蠕动增加、肠壁吸收水分减少以及肠壁血管浆液渗出,并出现腹泻;此后,肠黏膜弥漫性充血水肿,大量中性粒细胞浸润,伴有大量黏液及纤维素渗出,最后形成溃疡、出血,才出现黏液脓血便。

三、临床表现

急性菌痢按临床表现分为 4 型,即普通型、轻型、重型和中毒型。

(1)普通型。急性起病,体温达 39～40℃,伴

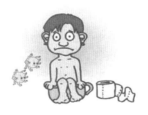

有恶心、呕吐、腹痛、腹泻症状。每天大便 10～20 次，初为稀便或呈水泻，继呈脓血便，左下腹压痛伴肠鸣音亢进，里急后重明显。如能及时治疗、可于数日内痊愈。

（2）轻型。较普通型全身毒血症状和肠道症状表现轻，里急后重等症状不明显，易误诊为肠炎或结肠炎。

（3）重型。高热、呕吐、腹痛、里急后重明显，排脓血便，每天达数十次，严重者出现脱水和酸中毒症状。

（4）中毒型。此型多见于 3～7 岁儿童。起病急剧，体温迅速升至 40～41℃，伴有头痛、畏寒、惊厥或循环障碍等症状。本病常无上呼吸道感染症状。胃肠症状也不严重，且多在出现惊厥后 6～12 小时才发生。中毒型多表现为以周围循环衰竭为主的休克型，以脑水肿与颅内压增加等脑部症状为主的脑型，以呼吸与循环衰竭同时存在为主的混合型。①休克型。早期患儿面色灰白，口周青紫，肢端发冷，指（趾）甲苍白，心率和呼吸增快。随病情发展，面色变灰，指（趾）甲、口唇发绀，皮肤发花，心率每分钟达 160 次以上，心音低钝，脉细弱，意识不清。晚期伴心力衰竭、休克肺、弥漫性血管内凝血（DIC）等。②脑型。多见于学龄前儿童，乳儿和学龄儿童相对少见。患儿初起意识清醒，突然出现惊厥、四肢抽动，两眼上翻。严重者反复出现。开始每次惊厥后意识尚清，以后逐渐萎靡、烦躁或嗜睡，直至昏迷。患儿面色灰白,且体温越高面色越灰,神经症状也越重。脑水肿、脑病可引起呼吸衰竭,则治疗较为困难。因此,若见患儿面色发灰、心率相对较缓及反复惊厥,都是颅压增高的征兆,要积极处理,以防呼吸衰竭发生。③混合型。脑型和休克型表现同时存在,病情更趋严重。

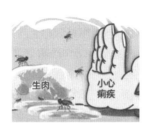

四、预防与治疗

1. 预防

(1) 搞好环境卫生,加强厕所及粪便管理,消灭苍蝇孳生地,发动群众消灭苍蝇。

(2) 加强饮食卫生及水源管理,尤其是对个体及饮食摊贩做好卫生监督检查工作。对集体单位及托幼机构的炊事员、保育员应定期检查大便,做细菌培养。

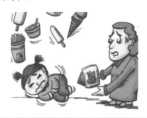

（3）加强卫生教育，人人做到饭前便后洗手，不饮生水，不吃变质和腐烂食物，不吃被苍蝇沾染的食物。不要暴饮暴食，以免胃肠道抵抗力降低。

2. 治疗

（1）常规疗法。患儿要卧床休息、隔离和采用消毒措施。饮食以流食或半流食为主，吐泻、腹胀重的患儿可短期禁食。

（2）抗生素疗法。可选用氟哌酸、庆大霉素、黄连素和复方磺胺甲噁唑等联合口服。疗程 7～10 天。

（3）吸附疗法。可给予蒙脱石（思密达），其对细菌和毒素有强大的吸附作用，并可抑制细菌生长，还可与黏液蛋白结合并相互作用，加强肠道黏膜屏障作用。

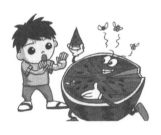

（4）微生态疗法。可用含双歧杆菌制剂。它通过与肠道黏膜上皮细胞结合，起占位性保护作用，抑制细菌入侵，维持肠道微生态平衡。

（5）补液疗法。根据脱水情况决定补液方法和补液量。

五、护理小贴士

（1）对于具有传染性的细菌性及阿米巴痢疾，应采取积极有效的预防措施，以控制痢疾的传播和流行；如搞好水、粪的管理，饮食管理，消灭苍蝇等。

（2）在痢疾流行季节，可适当食用生蒜瓣，每次1～3瓣，每天2～3次；或将大蒜瓣放入菜食之中食用；亦可用马齿苋、绿豆适量，煎汤饮用；对防止感染有一定作用。

（3）痢疾患者，须适当禁食，待病情稳定后，予清淡饮食为宜，忌食油腻荤腥之品。

16

溺水

一、疾病简介

溺水是指大量水液被吸入肺内,引起人体缺氧窒息的危急病症。

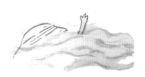

二、常见病因

(1)心理。怕水,心情紧张,一旦遇到意外情况,惊慌失措,动作慌乱,四肢僵直等导致溺水。

(2)生理。体力不支,饱食,饥饿,酒后等导致溺水。

(3)病理原因。患有不易在水中活动疾病的人。如:心血管系统疾病,精神病等,下水后引起病发,导致溺水。

(4)技术原因。不会游泳或游泳技术不佳,或技术失误者出现意外等导致溺水。

(5)其他。游泳场所的组织,管理不规范,设施有隐患,游泳者缺乏自我保护意识等导致溺水。

三、常见症状

(1)面部肿胀、结膜充血、口鼻腔充满血性泡沫、皮肤黏膜青紫、肢体湿冷、烦躁不安或神志不

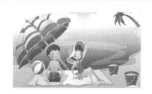

清、呼吸不规则、肺部啰音、心音弱而不整、上腹胀满。

（2）淡水淹溺者有血液稀释和溶血的表现，海水淹溺者有血液浓缩和高血钾的表现。

（3）严重者心跳呼吸停止而死亡。

四、预防与治疗

1. 预防

（1）不会游泳者不要逞能。

（2）乘船或上下船应注意安全，防止跌入河中。

（3）水汛时应注意安全，防止发生意外。

（4）不会游泳者不要冒失入河救溺水者。

（5）在乘船时要做好防护措施。

（6）下水前做热身运动防止手脚抽筋而溺水。

（7）不要在水里待的时间过长。

（8）不要到水草多的地方游泳。

（9）溺水时不要惊慌找东西抓住。

2. 治疗

（1）将溺水者抬出水面后，应立即清除其口、鼻腔内的水、泥及污物，用纱布（手帕）

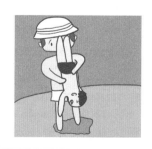

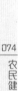

裹着手指将伤员舌头拉出口外,解开衣扣、领口,以保持呼吸道通畅,然后抱起腰腹部,使其背朝上、头下垂进行倒水。或者抱起双腿,将其腹部放在急救者肩上,快步奔跑使积水倒出。或急救者取半跪位,使其腹部放在急救者腿上,头部下垂,并用手平压背部进行倒水。

(2) 呼吸停止者应立即进行人工呼吸,一般以口对口吹气为最佳。急救者位于一侧,托起其下颌,捏住鼻孔,深吸一口气后,往伤员嘴里缓缓吹气,待其胸廓稍有抬起时,放松其鼻孔,并用一手压其胸部以助呼气。反复并有节律地(每分钟吹 16～20 次)进行,直至恢复呼吸为止。

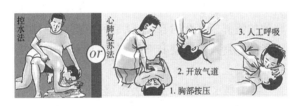

(3) 心跳停止者应先进行胸外心脏按压。让其仰卧,背部垫一块硬板,头低稍后仰,急救者位于一侧,右手掌平放在其胸骨下段,左手放在右手背上,借急救者身体重量缓缓用力,不能用力太猛,以防发生骨折,将胸骨压下 4 cm 左右,然后松手腕(手不离开胸骨)使胸骨复原,反复有节律地(每分钟 60～80 次)进行,直到心跳恢复为止。

五、护理小贴士

1）溺水后的救护方法

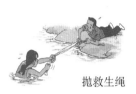
抛救生绳

（1）溺水者在水面漂浮时，施救者应迅速向水中抛救生圈、木板等漂浮物，让他抓住这些器具不致下沉，或递给溺水者木棍、绳索等拉他脱险。切记：不会游泳者不可直接下水救人。

（2）直接下水救护时，如果溺水者尚未昏迷，施救者要特别防止被他抓、抱。不要从正面接近溺水者，而应绕到溺水者的背后或潜入水下，扭转他的髋部使其背对自己；从后面或侧面托住溺水者的腋窝或下巴使其呼吸，并用反蛙泳或侧泳将其拖带上岸。

（3）溺水者往往张皇失措，会死命抓住一切能够得到的东西，包括拯救者。因此，只要有其他方法将溺水者拉倒岸上，就不要下水去施救。当然，万不得已的情况下，在施救者有能力的前提下，下水施救。没有受过救生训练的施救者下水之前应该有思想准备，此时的溺水者的本能反应，可能使施救力不从心，最终救人不成反而赔上性命。

2）下水施救的常识

（1）下水前应准备一块结实足够长的长条布或毛巾，救生圈。

（2）如果决定下水救人，尽量不要让溺水者缠上身。如在游向溺水者时，与溺水者正面相遇，必须立刻迅速后退。

（3）安慰溺水者，尽量让溺水者情绪稳定；在溺水者抓不及处，将布或毛巾，或救生圈递过去，让溺水者抓住一头，自己抓住另一头拖着溺水者上岸。若溺水者不省人事，可用手抓住溺水者的下巴，游回岸边。

（4）切记，勿让溺水者抓住你的身体或四肢。若溺水者试图向你靠近，立刻松手游开；如被溺水者抱住，可潜下水中或捏住溺水者鼻子刺激其放手。

（5）如必须用手去救，且溺水者十分张皇失措，则应从背后接近溺水者，从背后把溺水者牢牢抓住，抓住溺水者的下巴，使溺水者仰面，使溺水者的靠近自己的头，并用力用肘夹住溺水者的肩膀。采取仰泳的方式将溺水者拖回岸。

17

农药中毒

一、疾病简介

农药中毒是指在农药生产使用过程中,农药进入机体的量超过了正常人的最大耐受量,使人的正常生理功能受到影响,引起机体生理失调和病理改变,表现出一系列的中毒临床症状。

二、常见病因

(1)生产性。在生产过程中,由于设备工艺落后,密闭不严,出现跑、冒、滴、漏,或在农药包装时徒手操作、缺乏防护措施,或在运输、储存、销售中发生意外,致农药污染环境或皮肤,经呼吸道吸入或皮肤吸收而中毒。

(2)实用性。农药在使用时,违反安全操作规程和缺乏个人防护,或使用方法不当及滥用,经呼吸道或皮肤黏膜吸收中毒。

(3)生活性。在日常生活中,食用被农药污染的蔬菜、食物,

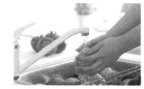

或误用、误食及自服、他杀、投毒等，均可经消化道吸收引起中毒。

三、常见症状

（1）观察对象。有轻度毒蕈碱样，烟碱样症状或中枢神经系统症状，而全血胆碱酯酶活性不低于70％者；或无明显中毒临床表现，而全血胆碱酯酶活性在70％以下者。

（2）急性轻度中毒。短时间内接触较大量的有机磷农药后，在24小时内出现头晕，头痛，恶心，呕吐，多汗，胸闷，视力模糊，无力等症状，瞳孔可能缩小，全血胆碱酯酶活性一般在50％～70％。

（3）急性中度中毒。除较重的上述症状外，还有肌束震颤，瞳孔缩小，轻度呼吸困难，流涎，腹痛，腹泻，步态蹒跚，意识清楚或模糊，全血胆碱酯酶活性一般在30％～50％。

（4）急性重度中毒。除上述症状外，并出现下列情况之一者，可诊断为重度中毒：肺水肿，昏迷，呼吸麻痹，脑水肿，全血胆碱酯酶活性一般在30％以下。

（5）迟发性神经病。在急性重度中毒症状消失后2～3周，有的病例可出现感觉，运动型周围神经病，神经-肌电图检查显示神经源性损害。

四、预防与治疗

1. 预防

（1）对剧毒、高毒农药保管不严，管理不严，标志不清，造成误食误用而中毒。如利用装过农药的空药瓶、空箱和空袋来存放油、酒和其他食品，从而发生误食中毒事故。

（2）误食用剧毒、高毒农药拌过的种子，或吃了使用了剧毒或高毒农药的瓜果、蔬菜等造成中毒事故。因此，处理的种子必须保存好，蔬菜、水果、茶叶上不能使用高毒和剧毒农药。

（3）饮用被农药污染的水会引起中毒。因此，废弃农药和药液不能倒入水系中。

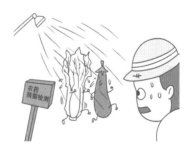

（4）农药与粮食、饲料或其他食品同仓存放，吃了被污染的粮食或饲料而中毒。因此，农药与粮食、食品和饲料等一定要分开保存。

（5）喝农药寻短见的现象在农村时有发生，妥善保管和存放农药对于避免这种现象有一定的预防作用。

（6）乱用、滥用高毒和剧毒，用其防治蚊蝇、体虱、跳蚤、臭虫、蟑螂、蚊子等，引起中毒，甚至用来治人癣、疥疮或其他皮肤病等，这些都是非常危险的做法，应绝对禁止。

农药中毒的预防，患者在农药中毒的迹象出现以后，一定要马上到医院治疗，不然会带来生命危险，这种疾病尽早地治疗。我们要预防好农药中毒出现，生活中吃瓜果蔬菜的时候，一定要放在水中浸泡，以防农药中毒出现。

2. 治疗

1）去除农药污染源，防止毒物继续进入体内

（1）经皮肤吸收引起的中毒者应立即脱去被污染的衣裤，迅速用温水冲洗干净；若眼内溅入农药，立即用生理盐水冲洗 20 次以上，然后滴入 2％可的松和 0.25％氯霉素眼药水。

（2）经呼吸道吸入引起中毒者立即将中毒者移至空气新鲜的地方，解开衣领、腰带，保持呼吸道通畅。

（3）经消化道引起中毒者根据中毒毒物种类，应尽早引吐、洗胃、导泻等。

2）尽早排除已吸收的农药及其代谢物

（1）吸氧气态农药引起中毒，吸氧后可促进毒物从呼吸道排除。

（2）输液输入 5％或 10％葡萄糖盐水，促进农药及其代谢产物从肾脏排出。

（3）透析采用结肠、腹膜、肾透析排出毒物。

（4）血液灌流将患者血液引入含有吸附剂的

柱内,借助体外循环,清除血液中毒物。

3) 尽早、足量、合并使用等特效解毒剂

对有特效解毒剂的毒物中毒,应尽早、足量、合并应用进行救治。如有机磷农药中毒,用阿托品及胆碱酯酶复能剂解毒,有机氯农药中毒可用巯基类络合剂解毒等。

4) 对症支持治疗

及时纠正缺氧,维持水、电解质及酸碱平衡,保护好脏器,预防继发感染,加强营养等。

五、护理小贴士

为了减少和杜绝农药中毒事故的发生,医师提醒农民在盛夏喷洒农药时应注意以下几个方面。

(1) 选择适宜时间喷药,夏季避免在中午高温时洒农药,每次喷药时间不应超过 3 小时。

(2) 加强个人防护,在喷洒剧毒农药时应穿戴长裤、长褂、手套、口罩等,喷洒农药后要及时脱去衣裤,并及时洗手、洗澡,用肥皂水洗全身,但切忌用热水,以免农药经皮肤吸收而引起中毒。

(3) 配制和喷洒过程中,一定要按规程操作,不要随意使用高、剧毒混配农药,以免增加毒性。

(4) 在喷洒农药时,一旦出现头晕眼花、恶心呕吐、视物模糊、腹痛、腹泻、肌肉跳动、出冷汗等中毒症状时,应立即停止喷药,及时医治,以免发生意外。

18

晒伤

一、疾病简介

晒伤（sunburn）是由于日光的中波紫外线过度照射后，引起人体局部皮肤发生的光毒反应。

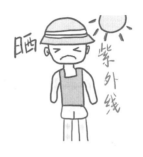

二、常见病因

晒伤是因皮肤过度暴露于中波紫外线（UVB）射线（280～320 nm）所致。症状和体征出现于1～24小时内，除严重反应外，72小时内达高峰。皮肤变化从轻度红斑伴短暂鳞屑形成至疼痛，水肿，皮肤触痛和大疱。累及下肢，尤其是胫前，特别令人烦恼，且常不易痊愈。如身体表面有大面积的晒伤，则有与热灼伤相似的全身症状（发热、寒战、虚弱、休克），这些可能是由于白细胞介素-1释放所致。最常见的日晒伤晚期并发症是继发感染，斑状色素沉着和痱子样皮疹。鳞屑剥落后一至数周内皮肤更易受日光的损害。

三、常见症状

轻度的晒伤一般于1～2天内逐渐消退，并出现脱皮、色素沉着。有水疱、糜烂的严重患者,恢复需要1周左右,也可出现全身症状如发烧、心慌、头痛、恶心、呕吐等。

四、预防与治疗

1. 预防

(1)简单的措施即能预防大多数患者的严重晒伤。初次暴露于夏季中午晴空日光下的时间不应超过30分钟,即使是皮肤浅黑的人也是如此。温带地区上午10点以前,下午3点以后引起晒伤的波长射线通常都被滤掉。大雾不能减少危险,高海拔危险性则增加。

(2)5‰氨基苯甲酸(PABA)或其他酯类和酒精配制成的凝胶或霜剂可防止晒伤。此药需30分钟才能与皮肤牢固地结合,故应在日光曝晒前30～60分钟使用,以免因出汗或游泳而降低效用。PABA很少引起过敏性或光敏性接触性皮炎。对那些不能耐受氨基苯甲酸或其酯类的人,可应用邻氨基苯甲酸、水杨酸盐、桂皮酸盐或二苯甲酮遮光剂。虽后者对遮除UVA更有效,但应用既含PABA酯又含二苯甲酮的透明遮光剂效果更高。美国食品和药品监督管理局(FDA)用数字把防晒剂列成等级,防晒因子(SPF)越高,防护性越强,通常推荐SPF≥15为防

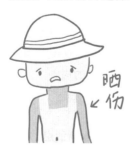

晒伤

晒剂,然而上述这些制剂对于那些对光敏药物有反应的患者效果甚差。遮光剂推荐用于防止 UVA 对皮肤的晒作用。不透明的含氧化锌或二氧化钛的制剂能物理性地阻止射线接触皮肤,若添加着色剂如铁盐在美容上更易被人接受。

2. 治疗

(1) 在急性晒伤消退之前应避免日光进一步曝晒。局部应用皮质类固醇激素,在缓解晒伤症状上并不比自来水冷敷更有效。应避免使用含有局部麻醉剂(如苯唑卡因)和其他易致敏的软膏或洗剂,防止产生过敏性接触性皮炎。

(2) 广泛的严重性晒伤早期系统性使用皮质类固醇激素(如泼尼松 20～30 mg 口服,每日 2 次,共 4 天,对成人或青少年均可),可以减轻不适,但这种用法尚有争议。

(3) 皮肤晒伤后,可使用 0.9% 的生理盐水敷在伤处。调制这样的盐水方法很简单,只需将一汤勺食盐溶解在一升水中。专家称,用新鲜的酸奶敷在伤处也比较有效。红茶和橡树皮煮出的汤药效果也不错,不过皮肤可能会因为汤药的颜色暂时变黑。如果晒伤比较严重,吃一片阿司匹林能有效促进皮肤的修复。但如果是大面积晒伤,就应该立即去看医生了。

(4) 晒伤应该尽量涂凝脂霜,最好穿深色衣服,因为紫外线比较容易穿透浅色衣服。

五、护理小贴士

(1) 晒伤之后如果又误用了保养品,很有可能会迅速发展成接触性皮肤炎！当肌肤产生红肿、干燥及轻微脱皮等初期晒伤症状时不适合再使用一般的清洁用品,清洁肌肤时最好使用弱酸性符合肌肤酸碱度的清洁品,以免刺激肌肤,但若不知如何选择清洁品,最简单的方法就是使用婴儿香皂或不含皂碱的婴儿沐浴乳等来清洁肌肤。泡冷水澡,以醋、碳酸氢钠等浸泡,再以干净的毛巾轻拍皮肤,擦干患部,以免刺激皮肤。

(2) 药物辅助。①预防晒伤可在皮肤泛红前,服用阿司匹林。②使用止痛药,如阿司匹林可缓解轻度至中度晒伤的红肿、痒痛。③不管吃阿司匹林可修复晒伤皮肤是否有脱皮症状,要让晒伤后的废皮自行脱落,不可以外力强行清除。

(3) 正确的补水方法,最好使用矿泉喷雾,为肌肤轻柔的补充水分。但需注意一定要待肌肤冷却后,再行喷洒,因为当肌肤温度过高时,若是立刻使其降温反而会因热胀冷缩温差太剧烈,肌肤容易出现过敏症状,而产生二次伤害。用完喷雾后要立即用面纸、化妆棉或干净的毛巾将水分吸干,不然会因蒸发过度反而会带走肌肤上更多的水分。因水分已经由肌肤大量散发出去,日常饮水也要酌量增加,只要感到口干舌燥时,就饮用大量清水(最好是白开水,暂停碳酸饮料或健康醋等),但注

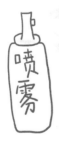

意不要再吃刺激性的食物,如咖啡、茶及辣椒等。

(4)在皮肤得到大量水分的补充之后,可以紧接着以无刺激性的产品来镇静肌肤,含芦荟及金缕梅等天然成分的凝胶是最适合用来镇静晒后肌肤的。使用新鲜芦荟,直接涂在患部,可帮助伤口复原,但应先测试是否有过敏反应。若临时手边没有这类保养品时,可以用冷水或脱脂牛奶等来湿敷晒伤的部位;家中若有维生素 E 的胶囊,也可以将胶囊剪开,直接取其中的维生素 E 敷在伤口上,或是以布包裹冰块来冰敷,也能达到不错的镇静效果。

(5)晒伤的肌肤对透气性的需求更强,千万不可涂抹含油脂及凡士林类的滋养油或软膏类的产品,那会使肌肤无法呼吸,导致肌肤局部坏死。若腿被晒伤,且脚呈现水肿,最好将腿抬到高于心脏的位置,可减低不适。若有水疱,则为严重晒伤,若范围不大,可将其刺破,但勿将表皮剥除。睡眠充足,可在床上洒上爽身粉,以减少与床与皮肤的摩擦。晒伤的皮肤要 3～6 个月后才能恢复正常,因此不要在短期内再曝晒在阳光下。

(6)出门前要擦防晒油,即使阴天亦然,游泳或大量流汗后要记得补擦。上午10:00 到下午 3:00 的阳光威力最强。若想晒黑皮肤,最好循序渐进,慢慢延长曝晒的时间。

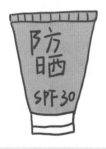

19

食物中毒

一、疾病简介

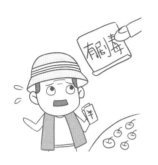

食物中毒（food poisoning），泛指所有因为进食了受污染食物、致病细菌、病毒，又或被寄生虫、化学品或天然毒素（例如，有毒蘑菇）感染了的食物。食物中毒可以分为以下4类，即：化学性食物中毒、细菌性食物中毒、霉菌毒素与霉变食品中毒、有毒动植物中毒。

二、常见病因

食物中毒，一般认为是健康人摄食了正常数量的可食状态的"有毒食物"所引起的、以急性过程为主的疾病。它与机体个体本身有很大的关系。因此，常常会出现吃同样的食品，有人出现食物中毒，而有人却没有出现症状的现象。所以，食物中毒是一个复杂的问题，它的结论往往会产生前后矛盾，或者出现多种解释。

食物成为"有毒食物"而引起食物中毒，有以下几个方面的原因。

（1）储存不当产生了毒素，或加工烹调方法不当，未除去食物本身所含有的有毒成分。

（2）有毒物质混入食品或物质外形与食品相似，但本身含毒，被人误食。

（3）食物被某些致病性微生物污染并急剧繁殖，以致食物中含有大量的活菌或存在大量的毒素。

三、常见症状

发热，休克，腹泻，恶心与呕吐，腹痛，脱水，代谢性酸中毒，周围血管征。

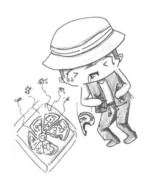

四、预防与治疗

1. 预防

（1）搞好食品卫生监督和食堂卫生，禁止食用病死禽畜肉或其他变质肉类。醉虾、腌蟹等最好不吃。

（2）冷藏食品应保质、保鲜，动物食品食前应彻底加热煮透,隔餐剩菜食前也应充分加热。

(3)烹调时要生熟分开,避免发生交叉污染。

(4)腌腊罐头食品,食前应煮沸 6～10 分钟。

(5)禁止食用毒蕈、河豚等有毒动植物。

(6)炊事员、保育员有沙门氏菌感染或带菌者,应调离工作,待 3 次大便培养阴性后才可返回原工作岗位。

2. 治疗

1)一般治疗

食物中毒卧床休息,早期饮食应为易消化的流质或半流质饮食,病情好转后可恢复正常饮食。沙门氏菌食物中毒应床边隔离。

2)对症治疗

呕吐、腹痛明显者,可口服溴丙胺太林(普鲁本辛)或皮下注射阿托品,亦可注射山莨菪碱。能进食者应给予口服补液。剧烈呕吐不能进食或腹泻频繁者,给予糖盐水静滴。出现酸中毒酌情补充 5% 碳酸氢钠注射液或 11.2% 乳酸钠溶液。脱水严重甚至休克者,应积极补液,保持电解质平衡及给予抗休克处理。

3)抗菌治疗

一般可不用抗菌药物。伴有高热的严重患者,可按不同的病原菌选用抗菌药物。如沙门氏菌、副溶血弧菌可选用喹诺酮类抗生素。

五、护理小贴士

急救方法。

（1）补充液体，尤其是白开水。

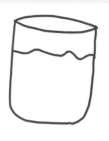

（2）补充因上吐下泻所流失的电解质，如钾、钠及葡萄糖。

（3）避免制酸剂。

（4）先别止泻，让体内毒素排出之后再向医师咨询。

（5）毋须催吐。

（6）饮食要清淡，先食用容易消化的食物，避免容易刺激胃的食品。

20

蚊虫叮咬

一、疾病简介

蚊虫叮咬是蚊虫用口器刺穿皮肤并以血液为食后出现的痒疙瘩。肿块通常在几天内自行消退。偶尔蚊虫叮咬会引起大面积肿胀、疼痛和发红。

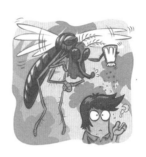

二、常见病因

（1）蚊虫通过其口器刺伤皮肤，其唾液或毒液侵入皮肤，由于蚊虫的唾液或毒腺的浸出液中含有多种抗原成分，这些抗原在进入人体皮肤后可与抗体产生变应性反应而引起炎症。蚊虫叮咬是由雌性蚊子取血引起的。雌蚊有一个用来刺穿皮肤和吸走血液的口器。雄性缺乏这种吸血能力，因为它们不产生卵子，因此不需要血液中的蛋白质。

（2）当叮咬蚊子充满血液时，它会将唾液注入皮肤。唾液中的蛋白质会引发轻微的免疫系统反应，导致特有的瘙痒和肿块。

（3）蚊子通过评估气味、呼出的二氧化碳和汗液中的化学物质来选择受害者。

三、常见症状

（1）咬了几分钟后出现水肿、白色和微红的肿块。

（2）咬伤后 1 天左右出现硬的、发痒的、红棕色的肿块或多个肿块。

（3）小水泡代替硬疙瘩。

（4）看起来像淤伤的黑斑。

四、预防与治疗

1. 预防

（1）避免和排除蚊子。

（2）避免在最活跃的时候进行户外活动，从黄昏到黎明。

（3）修理窗户、门和野营用具上的纱窗。

（4）在婴儿推车和婴儿床上或在户外睡觉时使用蚊帐。

（5）使用驱虫剂、避蚊胺、淫羊藿苷（也称为皮卡汀）、柠檬桉油（一种植物基化合物），这些驱虫剂能暂时驱除蚊子和蜱。避蚊胺可提供更持久的保护。无论选择哪种产品，在应用之前先阅读标签。如果正在使用喷雾驱虫剂,在户外和远离食物的地方使用。

2. 治疗

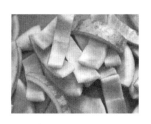

（1）用西瓜皮反复擦拭蚊虫叮咬处,即可止痒,芦荟的汁液涂抹于患处亦可止痒。

（2）取少量藿香正气水,涂抹于被叮咬处,半小时左右,瘙痒既可减轻或消除。

（3）取少许牙膏,或碾碎的薄荷敷在被叮咬处,立刻会感到清凉惬意,痒意顿消。

（4）取一两片阿司匹林,碾成粉末,用凉水调成糊状,涂抹于患处,也可减轻或消除瘙痒。

（5）喝粥的时候,不妨等上几分钟,等粥的表面凝成了一层薄膜后,将其涂在蚊虫叮咬处,亦可止痒。

上述方法中的前 3 种,适用于蚊虫叮咬等急性瘙痒。西瓜等蔬菜瓜果的汁液、藿香正气水里的乙醇蒸发时能够带走热量,可以收缩被叮咬处的毛细血管,减少炎症的面积,达到止痒的目的。此外,牙膏里含有薄荷成分,而薄荷里的龙脑本身就具有清凉止痒的功效。常用外用中药,每天 2 次,治疗彻底。

五、护理小贴士

防蚊虫叮咬小窍门。

（1）检查家里盆盆罐罐、地漏、下水道、花盆等有积水处，有盖子的盖上，能换水的勤换水。

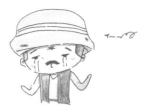

（2）地漏、下水道等处防止积水，并时常喷点杀虫剂，不给蚊子生存空间。

（3）针对蚊子趋光、喜高温阴暗潮湿环境和昼伏夜出的习性，可在傍晚关闭室内灯光，打开门窗，待蚊虫飞到室外，再紧闭纱窗纱门，避免蚊子飞入。

（4）在卧室内放置几盒揭盖的清凉油和风油精，将樟脑丸磨碎、撒在屋内墙角可以驱蚊。有条件的可在卧室摆放一两盆驱蚊鲜花，像驱蚊草，夜来香，茉莉花，杜鹃花，驱蚊菊之类的。

（5）浴液中加维生素 B_1。维生素 B_1 所散发出的特殊气味，可使蚊虫敬而远之，达到驱蚊防虫效果。将 3～5 片维生素 B_1 放在水中溶解，用卫生棉球蘸其溶液擦拭暴露在外的肢体，可以在两天内起到驱除蚊虫叮咬的作用。

（6）要多吃蔬菜，尤其多吃碱性蔬菜，蔬菜中有一些含有蚊子不喜欢的气味，如含胡萝卜素的蔬菜及大蒜等有辛辣味的蔬菜，人吃下后，蚊子也会离你远点。

（7）用适量薄荷、紫苏或西红柿的叶，揉出汁涂于人体裸露的皮肤上，可以防止蚊子叮咬。或者在灯下挂一把香葱，或用纱袋装几根葱段有助于驱蚊。

（8）平安记艾香驱蚊乳液，草本特有驱蚊气味让蚊虫无隙可乘。特别添加薄荷精油等中药成分，有清凉止痒、消炎杀菌之效，祛除蚊虫叮咬的痒痛，让宝宝睡得舒适。

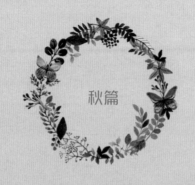

秋篇

秋凉晚步
秋气堪悲未必然
轻寒正是可人天
绿池落尽红蕖却
荷叶犹开最小钱
——杨万里

21

刀割伤

一、疾病简介

刀割伤，指由锐器损伤皮
肤、黏膜、肌肉或肌腱等。

刀割伤

二、常见症状

疼痛，流血，神经损伤，休克。

三、预防与治疗

1. 预防

（1）在使用各种刀具时，注意力要集中，方法
要正确。

（2）刀具等所有切割工具应当保持锋利，实
际工作中，钝刀更易伤手。

（3）操作时，不得用刀指东划西，不得将刀随
意乱放，更不能拿着刀边走路边甩膀子，以免刀
口伤着别人。

（4）不要将刀放在工作台或砧板的边缘，以
免震动时滑落砸到脚上；一旦发现刀具掉落，切
不可用手去接拿。

（5）清洗刀具时，要一件件进行，切不可将刀
具浸没在放满水的洗涤池中。

（6）禁止拿着刀具打闹。

（7）在没有学会如何使用某一机械设备之前，不要随意地开动它。

（8）在使用具有危险性的设备（如绞肉机或搅拌机）之前，必须先明确设备装置是否到位。

（9）在清洗设备时，要先切断电源再清洗，清洁锐利的刀片时要格外谨慎，洗擦时要将抹布折叠到一定的厚度，由里向外擦。

（10）厨房内如有破碎的玻璃器具和陶瓷器皿，要及时用扫帚处理掉，不要用手去拣。

（11）发现工作区域有暴露的铁皮角、金属丝头、铁钉之类的东西，要及时敲掉或取下，以免划伤人。

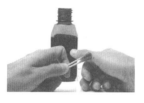

2. 治疗

（1）如果伤口较小，而且不深，可以捏住伤口进行止血，简单消毒后贴上创可贴。

（2）伤口较深时，要立即进行止血，并且保持伤口处的清洁。不要胡乱涂抹药膏，免得影响医师的清创。

（3）如果伤口较深或者出血情况严重，要马上将伤者送往医院进行救治，并采用一些止血措施。

（4）包扎好的伤口，不能再沾水，而且一般隔一天要换一次药物，并检查伤口情况。

（5）如果刀子生锈了或者伤口较深，最好要去医院打破伤风针。

（6）如果伤口出现感染情况，要马上找医师进行处理，以免伤情恶化。

四、护理小贴士

1. 忽视小伤口，可能出大问题

这里说的"伤口"，是专指外伤所造成的伤口。外伤所致的伤口可以是两种形式：①表面皮肤、黏膜没有破裂（闭合性伤）；②表面皮肤、黏膜有破裂（开放性伤）。如果仅是表面皮肤、黏膜破损，由于没有什么明显的症状，伤者常不以为意。但事实上，皮肤、黏膜的破损已使机体正常的防线出现了缺口。

2. 伤口小又深，要敞开暴露

由尖而长的东西刺入人体组织所造成的"刺伤"，其伤口多数小而深。由于这种伤口深而外口较小，伤口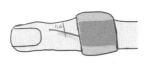
内有坏死组织或血块充塞，是最容易感染破伤风厌氧性芽孢杆菌，也是最有利于这些杆菌生长繁殖、产生毒素的"缺氧的环境"。故对待诸如本讨论案例中的锈钉刺伤的伤口，除对伤口周围的皮肤用碘酊进行消毒外，应用 3% 过氧化氢（双氧水）或 1‰ 高锰酸钾溶液，对伤口进行反复冲洗或湿敷，并彻底清除伤口内的异物。此外，这类伤口不能缝合、包扎，应把创口敞开，充分暴露，从而去除破伤风厌氧性芽孢杆菌生长繁殖的环境。要知道,正确处理伤口,是预防破伤风发生的关键步骤。在伤后 24 小时内,皮下或肌内注射破伤风抗毒素(TAT)1 500 IU(小孩和成人用量一样,注射前作过敏试验,阳性者,采用脱敏法注射),是预防破伤风感染的重要补救措施。有时候,伤口虽然不深但污染严重,或有皮片覆盖的,也必须做好伤口的清创,不缝合、不包扎伤口。

3. 伤口内异物,应分别对待

异物残留伤口内易致化脓感染。对于伤口内的异物,一般是先将伤口消毒干净,用消毒过的针与镊子,将异物取出,再消毒、包扎伤口。但自己在家中处理伤口时,对伤口内的异物则要谨慎分别对待。例如,有断针、金属片留于伤口内者,表浅、肉眼可见的,则可将家用钢针消毒后,用钢针将其挑出;位置比较深的,特别是伤口表面不可见的,则不宜在伤口内盲目挑剔、钳夹,应到医院在 X 线下取出。再如,若竹棍、板条之类刺入皮肤,应考虑拔出时可能会有倒刺,可造成更为麻烦的异物遗留。一些异物位置较深或处于重要器官组织附近,甚至就位于重要器官组织内,尽管看起来很容易取出,也不要急于将其取出,以免进一步损伤附近的神经、血管及其他重要器官和组织。对这些自己没有把握、取出过程可能发生意外的伤口异物残留,应交由医务人员去妥善处理。

22

风湿病

一、疾病简介

风湿病（rheumatism）是一组侵犯关节、骨骼、肌肉、血管及有关软组织或结缔组织为主的疾病，其中多数为自身免疫性疾病。发病多较隐蔽而缓慢，病程较长，且大多具有遗传倾向。在现代医学并不是指某一种特定的疾病，而是一类疾病的总称，包括：滑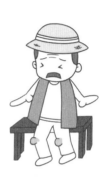囊炎、强直性脊柱炎、黏附性肩囊炎、骨性关节炎、银屑病、风湿热、类风湿性关节炎/复发性风湿病、红斑狼疮、巨细胞性动脉炎、多发性肌炎、腱鞘炎、纤维肌痛、炎性肠病关节炎、风湿性心脏病等。

二、常见病因

（1）免疫反应。机体对外源性或内源性抗原物质直接或通过巨噬细胞呈递的刺激，使相应 T 细胞活化，部分 T 细胞产生大量多种致炎性细胞因子造成各类组织器官不同程度的损伤或破坏；部分 T 细胞再激活 B 细胞，产生大量抗体，直接或与抗原结合形成免疫复合物，使组织或器官受到损伤或破坏。此外,由单核细胞产生的单核细胞趋化蛋白-1(MCP-1)等,也可参与炎症反应。大部分风湿性疾病,或由于感染产生的外源性抗原物质,或由于体内产生的内源性抗原物质,可以启动或加剧这种自身免疫反应,血清内可出现多种抗体。

(2)遗传背景:近年来的研究证明一些风湿性疾病,特别是结缔组织病,遗传及患者的易感性和疾病的表达密切相关,对疾病的早期或不典型病例及预后都有一定的意义;其中人类组织白细胞抗原(HLA)最为重要。

(3)感染因素。根据多年来的研究阐明,多种感染因子,微生物产生的抗原或超抗原,可以直接或间接激发或启动免疫反应。

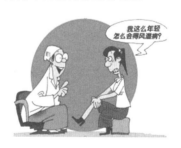

(4)内分泌因子。研究证明,雌激素和孕激素的失调、与多种风湿病的发生有关。

(5)环境与物理因素。如紫外线可以诱发 SLE。

(6)其他。一些药品如普鲁卡因酰胺,一些口服避孕药可以诱发 SLE 和 ANCA 阳性小血管炎。

三、常见症状

（1）疼痛。疼痛是最重要的风湿病临床表现，通常为表现为剧烈的刀割似疼痛或较为温和的酸痛或胀痛。类风湿病更有明显的对称性和游走性疼痛。在风湿病中，不少疾病的疼痛都有随气候变化而变化的特点。

（2）压痛。对大多数的器质性疾病而言，可以根据压痛点来较为准确地找到病变的部位。压痛程度通常可大致反映病变的轻重。

（3）僵硬感。患者在晨起时、开始活动时或在机体较长时间处于某一姿势后改变另一姿势时，常感到关节、肢体、腰部等受累部立有僵硬感及疼痛等；活动一段时间后，这种僵硬感及疼痛可以减轻甚至消失。

（4）肿胀。这里所说的肿胀不是指用手指压迫后出现的指凹性水肿，而是指用手指压迫后不出现凹陷的肿胀。

（5）活动障碍。指受累关节或脊柱不能达到正常的活动角度。有些活动障碍是因疼痛造成的，疼痛缓解后，活动障碍也随之消失。

四、预防与治疗

1. 预防

（1）加强锻炼，增强身体素质。凡坚持体育锻炼的人，身体就强壮，抗病能力强，其抗御风寒

湿邪侵袭的能力比一般没经过体育锻炼者强得多。

（2）避免风寒湿邪侵袭。大部分患者发病前或复发前都有汗出当风凉、接触冷水等时,提出了这些因素在发生发展过程中起着重要作用。春季雨水较多,正是万物萌发、树木花草发芽、长枝、生叶、开花之际,这时,也是类风湿关节炎的好发季节。所以,要防止受寒、淋雨和受潮,关节处要注意保暖,不穿湿衣、湿鞋、湿袜等。夏季暑热当令,不要贪凉受露,暴饮冷饮等。要正确进行美容护肤,别为了美什么都不顾。秋季气候干燥,但秋风送爽,天气转凉,要防止受风寒侵袭,冬季寒风刺骨,注意保暖是最重要的。另外,在水湿潮冷的环境中的,如露天作业,一定要注意使用劳动保护用品,劳动或劳动后,不可乘热身汗出便入水洗浴。垫褥、被盖应勤洗晒,以保持清洁和干燥,劳动出汗,当风吹,内衣汗湿后应及时更换洗净。

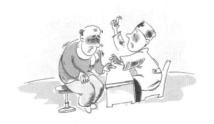

（3）注意劳逸结合，避免过度劳累。正气损，风寒湿邪可乘虚而入。临床上，有些类风湿关节炎患者的病情虽然基本控制，处于疾病恢复期，但往往由于劳累而重新加重或复发，所以，要劳逸结合，活动与休息要适度。

（4）保持正常的心理状态。保持正常的心理状态，对维持机体的正常免疫功能是重要的。中医学认为，七情（喜、怒、哀、思、悲、恐、惊）过，能影响脏腑的正常功能，主要是影响内脏的气机，使气机升降失调，气血功能紊乱，抗病能力下降，易受外邪侵袭而发病。

（5）预防和控制感染。有些类风湿关节炎是在患了扁桃体炎、咽喉炎、鼻窦炎、慢性胆囊炎、龋齿等感染疾病之后而发病的。这是由于人体对这些感染的病原体发生了免疫反应而引起本病的。所以，预防感染和控制体内的感染病灶也是重要的。

2. 治疗

（1）非甾体抗炎药（NSAIDs）。此类药物的作用，主要为解热，消炎和镇痛，而达到减轻炎症反应和目的。最早为阿司匹林（乙酰水杨酸）至今仍为治疗急性风湿热及风湿性关节炎的有效药物。后来生产出各种水杨酸类药物，常用的有布洛芬、双氯芬酸、吲哚美辛、吡罗昔康、萘普生等，但各种药物的药代动力学及不良反应各不相同，主要对胃肠、肾、肝和血液系统，使用时一定要注意剂量、用法、不良反应等。

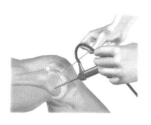

（2）肾上腺皮质激素：主要是指糖皮质激素，因为这类药物有抗炎和免疫抑制作用，能较强和快速消除炎症及炎症反应带来的各种症状，如发热、关节肿胀和疼痛。所以对各种风湿性疾病，常用作第一线药物。临床上应用的有短效、中效和长效等制剂。用法有口服、肌肉或关节腔内注射、静脉注射，可根据病种、病情作不同的选择。但由于其并非根治药物，长期大量使用可诱发感染、骨质疏松、股骨头坏死、糖尿病、消化性溃疡、高血压、精神异常等；且如停药过快易产生病情反跳现象，故应注意根据病种和病情，调节使用药物的种类和剂量。除重症患者外，原则上以小剂量、短疗程为宜。

（3）改善病情的抗风湿药物（DMARDs）。又称为慢作用抗风湿药物。此类药物包括许多种类结构不同、作用各异的药物。它们的共性是起效比较慢，有一定蓄积作用，故停药后，作用消失也较慢，仍可维持一段时间。它们并无直接消炎止痛作用，但通过不同的机制可以起到抗炎及免疫或免疫抑制作用。因而，也可以改善关节肿胀、疼痛、僵直和减轻系统性症状，降低急性期反应蛋白、血沉。如使用时间较长，也可改善其他免疫指标，如类风湿因子（RF）、抗核抗体（ANA）等。有的尚可使放射影像得到改善。DMARDs 类的药物包括有抗疟药（氯喹、羟氯喹）、柳氮磺胺吡啶、甲氨蝶呤、硫唑嘌呤、环磷酰胺、青霉胺、金制剂、环孢素及来氟米特。

以上各种药物对人体重要的脏器（肝、肾、膀胱、肺、胃肠、生殖腺）和组织（骨髓）各有不同的毒性作用，应注意适应证的选择。

五、护理小贴士

（1）居住的房屋要通风、向阳，保持空气新鲜。不要在水泥地板及风口处睡卧。

（2）洗漱宜用温水，睡前洗脚，最好将双足浸入中药洗方汤药中，不但可以促使下肢血流通畅，还可以消肿痛，除风湿。

（3）风湿病急性期或急性发作期，有明显的红、肿、热、痛者，要卧床休息 2～3 周，肾虚及腰椎病患者忌性生活。

（4）患者出汗较多时，须用干毛巾及时擦干，衣服汗湿后应及时更换，避免受风寒湿侵体。

（5）注意保暖，避免受风、受潮、过度劳累及精神刺激，预防感冒，以减少自然因素的影响。

（6）风湿病患者在饮食方面要按自己所患病症的轻重，遵照医嘱，调理饮食和忌口。

（7）风湿病在病情控制后可以参加一些省力的日常劳动，并坚持体育锻炼，以增强体质，提高抗病能力。

（8）风湿患者要保持良好的精神状态，正确对待疾病，切不可急躁焦虑。

颈椎病

一、疾病简介

颈椎病又称颈椎综合征,是颈椎骨关节炎、增生性颈椎炎、颈神经根综合征、颈椎间盘脱出症的总称,是一种以退行性病理改变为基础的疾患。主要由于颈椎长期劳损、骨质增生,或椎间盘脱出、韧带增厚,致使颈椎脊髓、神经根或椎动脉受压,出现一系列功能障碍的临床综合征。表现为椎节失稳、松动;髓核突出或脱出;骨刺形成;韧带肥厚和继发的椎管狭窄等,刺激或压迫了邻近的神经根、脊髓、椎动脉及颈部交感神经等组织,引起一系列症状和体征。

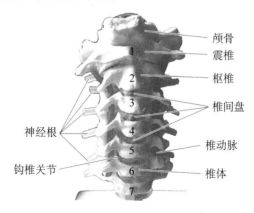

颈椎病可分为：颈型颈椎病、神经根型颈椎病、脊髓型颈椎病、椎动脉型颈椎病、交感神经型颈椎病、食管压迫型颈椎病。

二、常见病因

1. 颈椎的退行性变

颈椎退行性改变是颈椎病发病的主要原因，其中椎间盘的退变尤为重要，是颈椎诸结构退变的首发因素，并由此演变出一系列颈椎病的病理解剖及病理生理改变。①椎间盘变性。②韧带-椎间盘间隙的出现与血肿形成。③椎体边缘骨刺形成。④颈椎其他部位的退变。⑤椎管矢状径及容积减小。

2. 发育性颈椎椎管狭窄

近年来，已明确颈椎管内径，尤其是矢状径，不仅对颈椎病的发生与发展，而且与颈椎病的诊断、治疗、手术方法选择以及预后判定均有着十分密切的关系。有些人颈椎退变严重，骨赘增生明显，但并不发病，其主要原因是颈椎管矢状径较宽，椎管内有较大的代偿间隙。而有些患者颈椎退变并不十分严重，但症状出现早而且比较严重。

3. 慢性劳损

慢性劳损是指超过正常生理活动范围最大限度或局部所能耐受时值的各种超限活动。因其有别于明显的外伤或生活、工作中的意外，因此易被忽视，但其对颈椎病的发生、发展、治疗及预后等都有着直接关系,此种劳损的产生与起因主要来自以下 3 种情况。

（1）不良的睡眠体位。不良的睡眠体位因其持续时间长及在大脑处于休息状态下不能及时调整,则必然造成椎旁肌肉、韧带及关节的平衡失调。

（2）不当的工作姿势。经常低头工作者颈椎病发病率特别高。

（3）不适当的体育锻炼,正常的体育锻炼有助于健康,但超过颈部耐量的活动或运动,如以头颈部为负重支撑点的人体倒立或翻筋斗等,均可加重颈椎的负荷,尤其在缺乏正确指导的情况下。

4. 颈椎的先天性畸形

在对正常人颈椎进行健康检查或作对比研究性摄片时,常发现颈椎段可有各种异常所见,其中骨骼明显畸形约占 5%。

三、常见症状

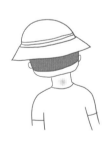

颈椎病的临床症状较为复杂。主要有颈背疼痛、上肢无力、手指发麻、下肢乏力、行走困难、头晕、恶心、呕吐,甚至视物模糊、心动过速及吞咽困难等。颈椎病的临床症状与病变部位、组织受累程度及个体差异有一定关系。

1. 神经根型颈椎病

（1）具有较典型的根性症状（麻木、疼痛），且范围与颈脊神经所支配的区域相一致。

（2）压头试验或臂丛牵拉试验阳性。

（3）影像学检查所见与临床表现相符合。

（4）痛点封闭无显效。

（5）除外颈椎外病变如胸廓出口综合征、腕管综合征、肘管综合征、肩周炎等所致以上肢疼痛为主的疾患。

2. 脊髓型颈椎病

（1）临床上出现颈脊髓损害的表现。

（2）X线片上显示椎体后缘骨质增生、椎管狭窄。影像学检查证实存在脊髓压迫。

（3）除外肌萎缩性侧索硬化症、脊髓肿瘤、脊髓损伤、多发性末梢神经炎等。

3. 椎动脉型颈椎病

（1）曾有猝倒发作，并伴有颈性眩晕。

（2）旋颈试验阳性。

（3）X线片显示节段性不稳定或枢椎关节骨质增生。

（4）多伴有交感神经症状。

（5）除外眼源性、耳源性眩晕。

（6）除外椎动脉 I 段（进入颈 6 横突孔以前的椎动脉段）和椎动脉 III 段（出颈椎进入颅内以前的椎动脉段）受压所引起的基底动脉供血不全。

（7）手术前需行椎动脉造影或数字减影椎动脉造影（DSA）。

4. 交感神经型颈椎病

临床表现为头晕、眼花、耳鸣、手麻、心动过速、心前区疼痛等一系列交感神经症状，X线片检查示颈椎有失稳或退变。椎动脉造影阴性。

5. 食管压迫型颈椎病

颈椎椎体前鸟嘴样增生压迫食管引起吞咽困难（经食管钡剂检查证实）等。

6. 颈型颈椎病

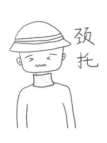

颈型颈椎病也称局部型颈椎病，是指具有头、肩、颈、臂的疼痛及相应的压痛点，X线片上没有椎间隙狭窄等明显的退行性改变，但可以有颈椎生理曲线的改变，椎体间不稳定及轻度骨质增生等变化。

四、预防与治疗

1. 预防

（1）阅读有关颈椎病的书，掌握用科学的手段防治疾病。保持乐观精神，树立与疾病艰苦抗衡的思想，配合医师治疗，减少复发。及早、彻底治疗颈肩、背软组织劳损，防止其发展为颈椎病。

（2）加强颈肩部肌肉的锻炼，在工间或工余时，做头及双上肢的前屈、后伸及旋转运动，既可缓解疲劳，又能使肌肉发达，韧度增强，从而有利于颈段脊柱的稳定性，增强颈肩顺应颈部突然变化的能力。劳动或走路时要防止闪、挫伤。

（3）用枕适当：人生的 1/3 是在床上度过的，枕头的高低软硬对颈椎有直接影响，最佳的枕头应该是能支撑颈椎的生理曲线，并保持颈椎的平直。避免高枕睡眠的不良习惯，高枕使头部前屈，增大下位颈椎的应力，有加速颈椎退变的可能。枕头要有弹性，枕芯以木棉、中空高弹棉或谷物皮壳为宜。喜欢仰卧的，枕头的高度为 5 cm 左右（受压以后的高度）；喜欢侧卧的，高度为 10 cm 左右。仰卧位时，枕头的下缘最好垫在肩胛骨的上缘，不能使颈部脱空。其实，枕头的真正名字应该叫"枕颈"。枕头不合适，常造成落枕，反复落枕往往是颈椎病的先兆，要及时诊治；另外要注意的是枕席，枕席以草编为佳，竹席一则太凉，二则太硬，最好不用。

（4）颈部保暖：颈部受寒冷刺激会使肌肉血管痉挛，加重颈部板滞疼痛。在秋冬季节，最好穿高领衣服；天气稍热，夜间睡眠时应注意防止颈肩部受凉；炎热季节，空调温度不能太低。注意颈肩部保暖，避免头颈负重物，避免过度疲劳，坐车时不要打瞌睡。

（5）姿势正确：颈椎病的主要诱因是工作学习的姿势不正确，良好的姿势能减少劳累，避免损伤。低头时间过长，使肌肉疲劳，颈椎间盘出现老化，并出现慢性劳损，会继发一系列症状。长期伏案工作者，应定时改变头部体位，按时做颈肩部肌肉的锻炼。最佳的伏案工作姿势是颈部保持正直，微微地前倾，不要扭转、倾斜，外涂颈肩松按摩膏;工作时间超过 1 小时,应该休息几分钟,做些颈部运动或按摩;不宜头靠在床头或沙发扶手上看书、看电视。注意端正头、颈、肩、背的姿势,不要偏头耸肩、谈话、看书时要正面注视,要保持脊柱的正直。

(6) 中医学认为胡桃、山萸肉、生地、黑芝麻等具有补肾髓之功,合理地少量服用可起到强壮筋骨,推迟肾与关节退变的作用。

2. 治疗

(1) 药物治疗。可选择性应用止痛剂、镇静剂、维生素(如维生素 B_1、维生素 B_{12}),对症状的缓解有一定的效果。可尝试使用硫酸氨基葡萄糖和硫酸软骨素进行支持治疗。硫酸氨基葡萄糖与硫酸软骨素在临床上用于治疗全身各部位的骨关节炎,这些软骨保护剂具有一定程度的抗炎抗软骨分解作用。基础研究显示氨基葡萄糖能抑制脊柱髓核细胞产生炎性因子,并促进椎间盘软骨基质成分糖胺聚糖的合成。临床研究发现,向椎间盘内注射氨基葡萄糖可以显著减轻椎间盘退行性疾病导致的下腰痛,同时改善脊柱功能。有病例报道提示口服硫酸氨基葡萄糖和硫酸软骨素能在一定程度上逆转椎间盘退行性改变。

(2) 运动疗法。各型颈椎病症状基本缓解或呈慢性状态时,可开始医疗体操以促进症状的进一步消除及巩固疗效。症状急性发作期宜局部休息,不宜增加运动刺激。有较明显或进行性脊髓受压症状时禁忌运动,特别是颈椎后仰运动应予禁忌。椎动脉型颈椎病时颈部旋转运动宜轻柔缓慢,幅度要适当控制。

(3) 牵引治疗。"牵引"在过去是治疗颈椎病的首选方法之一,但近年来发现,许多颈椎病患者在使用"牵引"之后,特别是那种长时间使用"牵引"的患者,颈椎病不但没有减轻,反而加重。牵引不但不能促进颈椎生理曲度的恢复,相反牵引拉直了颈椎,反而弱化颈椎生理曲度,故颈椎病患者应慎用牵引疗法。

(4) 手法按摩推拿疗法。是颈椎病较为有效的治疗措施。它的治疗作用是能缓解颈肩肌群的紧张及痉挛,恢复颈椎活动,松解神经根及软组织粘连来缓解症状,脊髓型颈椎病一般禁止重力按摩和复位,否则极易加重症状,甚至可导致截瘫,即使早期症状不明显,一般也推荐手术治疗。

(5) 理疗。在颈椎病的治疗中,理疗可起到多种作用。一般认为,急性期可行离子透入、超声波,紫外线或间动电流等;疼痛减轻后用超声波、碘离子透入,感应电或其他热疗。

(6) 温热敷。此种治疗可改善血循环,缓解肌肉痉挛,消除肿胀以减轻症状,有助于手法治疗后使患椎稳定。本法可用热毛巾和热水袋局部外敷,急性期患者疼痛症状较重时不宜作温热敷治疗。

(7) 手术治疗。严重有神经根或脊髓压迫者,必要时可手术治疗。

五、护理小贴士

1) 伸颈运动

颈椎运动既能预防颈椎病也能治疗颈椎病。

（1）准备姿势。双脚分离与肩同宽,两手臂放在身体两侧,指尖垂直向下（坐时两手掌放在两大腿上,掌心向下）,眼平视前方,全身放松。

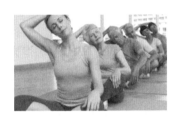

（2）活动方法。①抬头缓慢向上看天,要尽可能把头颈伸长到最大限度,并将胸腹一起向上伸（不能单纯做成抬头运动）。②将伸长的颈慢慢向前向下运动,好似公鸡啼叫时的姿势。③再缓慢向后向上缩颈。④恢复到准备姿势。

（3）注意事项。①每做一次连续运动约需 1 分钟。②向上伸颈和向后缩颈都要挺胸收腹;③结合每人不同情况每天做数遍,每遍可做数次。这种伸颈运动可以改善颈部肌肉韧带的血供,使血液循环加快,使肌肉韧带更加强壮,使骨密度增加,预防骨质疏松,从而减少颈椎病的发生。这种运动不只使颈椎得到锻炼,还能使胸部、腹部及内脏得到锻炼。这种锻炼方法不需要运动场地,随时随地都可进行,也是一种积极的休息方法。

2)自我过伸仰枕法

①患者仰卧,将枕头上缘置于平肩位,使头向后过伸呈仰枕位,坚持20~30分钟。②将枕头向上移至肩与枕后粗隆之间,尽可能使枕头与后项部充分接触,并使局部体位舒适,以保证颈椎的生理前屈位。此位置可自然入睡,坚持1~1.5小时即可,每日1~2次。③枕头应呈长圆柱形,断面直径15 cm,长度约40 cm,内装荞麦皮为宜。

3)穴位贴敷法

可用乳香、没药、血竭各5 g,冰片1 g,研成细末,酒调成饼,敷在大椎穴。每3天换药1次,10次为1个疗程。

24

带状疱疹

一、疾病简介

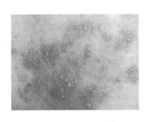

带状疱疹是由水痘-带状疱疹病毒引起的急性感染性皮肤病。对此病毒无免疫力的儿童感染后,发生水痘。部分患者感染后成为带病毒者而不发生症状。由于病毒具有亲神经性,感染后可长期潜伏于脊髓神经后根神经节的神经元内,当抵抗力低下或劳累、感染、感冒时,病毒可再次生长繁殖,并沿神经纤维移至皮肤,使受侵犯的神经和皮肤产生强烈的炎症。皮疹一般有单侧性和按神经节段分布的特点,有集簇性的疱疹组成,并伴有疼痛;年龄越大,神经痛越重。本病好发于成人,春秋季节多见。发病率随年龄增大而呈显著上升。

二、常见病因

人是水痘-带状疱疹病毒的唯一宿主,病毒经呼吸道黏膜进入血液形成病毒血症,发生水痘或呈隐性感染,以后病毒可长期潜伏在脊髓后根神经节或者颅神经感觉神经节内。当机体受到某种刺激(如创伤、疲劳、恶性肿瘤或病后虚弱等)导致机体抵抗力下降时,潜伏病毒被激活,沿感觉神经轴索下行到达该神经所支配区域的皮肤内复制产生水疱,同时受累神经发生炎症、坏死,产生神经痛。本病愈后可获得较持久的免疫,故一般不会再发。

三、常见症状

1. 典型表现

发疹前可有轻度乏力、低热、食欲缺乏等全身症状,患处皮肤自觉灼热感或者神经痛,触之有明显的痛觉敏感,持续 1～3 天,亦可无前驱症状即发疹。好发部位依次为肋间神经、颈神经、三叉神经和腰骶神经支配区域。患处常首先出现潮红斑,很快出现粟粒至黄豆大小的丘疹,簇状分布而不融合,继之迅速变为水疱,疱壁紧张发亮,疱液澄清,外周绕以红晕,各簇水疱群间皮肤正常;皮损沿某一周围神经呈带状排列,多发生在身体的一侧,一般不超过正中线。神经痛为本病特征之一,可在发病前或伴随皮损出现,老年患者常较为剧烈。病程一般 2～3 周,水疱干涸、结痂脱落后留有暂时性淡红斑或色素沉着。

2. 特殊表现

(1)眼带状疱疹系病毒侵犯三叉神经眼支,多见于老年人,疼痛剧烈,可累及角膜形成溃疡性角膜炎。

（2）耳带状疱疹系病毒侵犯面神经及听神经所致，表现为外耳道或鼓膜疱疹。膝状神经节受累同时侵犯面神经的运动和感觉神经纤维时，可出现面瘫、耳痛及外耳道疱疹三联征，称为Ramsay-Hunt综合征。

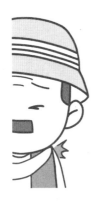

（3）带状疱疹后遗神经痛带状疱疹常伴有神经痛，在发疹前、发疹时以及皮损痊愈后均可发生，但多在皮损完全消退后或者1个月内消失，少数患者神经痛可持续超过1个月以上，称为带状疱疹后遗神经痛。

（4）其他不典型带状疱疹与患者机体抵抗力差异有关，可表现为顿挫型（不出现皮损仅有神经痛）、不全型（仅出现红斑、丘疹而不发生水疱即消退）、大疱型、出血性、坏疽型和泛发型（同时累及2个以上神经节产生对侧或同侧多个区域皮损）；病毒偶可经血液播散产生广泛性水痘样疹并侵犯肺和脑等器官，称为播散型带状疱疹。

四、预防与治疗

1. 预防

在说预防之前笔者先说一下自己的经历。这种疾病在我们民间被称为"缠腰龙"，之所以有这个称呼是因为这个病的发病部位多为腰上和背部（当然很多其他部位也可能会有）。症状的话,首先感觉到肋骨位置有异样,具体来说就是有些疼或者痒,但是明显感觉不是表皮,而是里面的肋骨部位有感觉。接下来几天,那个部位开始有红色的痕迹,很快发展成了红色的疹子,再过一段时间之后最终发展成了透明的水疱,很大而且表面有光泽,并且伴随有强烈的疼痛感,就像针刺一般,但是水疱的位置主要集中于身体的右半侧,所以晚上还可以勉强侧卧。

（1）勤洗澡。尤其是在季节更替的时候,洗澡之后换上干净的衣服,皮肤保持干净至少减少了一个病毒传播的外因（这种疾病据说是通过呼吸道感染到体内的,但是勤洗澡总是没有坏处的）。

（2）作息要规律。这是大部分疾病都需要注意的,但是却最容易被我们忽略的一点。每天尽量避免熬夜,因为熬夜等坏习惯容易使身体内分泌等系统发生紊乱,使得身体更容易被病毒侵袭。

（3）合理饮食。尽量避免吃辛辣的食物,多吃新鲜水果、蔬菜以及多喝水,尤其是在发病期间。这一条实际上我们也都知道,但是平时稍不注意就凑合过去了,导致身体容易发生病变。

（4）多加锻炼,增强抵抗力。这样即使我们接触到了病毒也能通过自身的抵抗力应对过去。

2. 治疗

及时治疗,以免发生并发症或者留下后遗症。注意不要把水疱弄破,以防止感染。得病

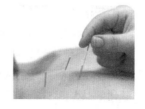

后也要避免接触儿童,因为儿童抵抗力弱,很可能被传染。

水疱消失之后不会留下任何痕迹。水疱到了后期会呈现出一种紫红色,这时疼痛感已经消失,但是依旧要积极治疗,不要去做对抗性较大的运动,以免弄破水疱。

带状疱疹是一种很痛苦的疾病,会对皮肤造成一种爆发皮疹或水疱。带状疱疹是由同一种水痘-带状疱疹病毒传染的,即年幼时患过水痘(或鸡痘)留在体内的病毒。

带状疱疹会使患者感觉疼痛,所以患者家属在治疗期间也要给予必要的理解,这样才有利于治疗。

五、护理小贴士

(1)增强体质,提高抗病能力。如何预防带状疱疹?老年人应坚持适当的户外活动或参加体育运动,以增强体质,提高机体抵御疾病的能力。

(2)预防感染。感染是诱发本病的原因之一。老年患者应预防各种疾病的感染,尤其是在春秋季节,寒暖交替,要适时增减衣服,避免受寒引起上呼吸道感染。此外,口腔、鼻腔的炎症应积极给予治疗。

(3)防止外伤。外伤易降低机体的抗病能力,容易导致本病的发生。因此,老年患者应注意避免发生外伤。避免接触毒性物质,尽量避免接触化学品及毒性药物,以防伤害皮肤,影响身体健康,降低机体抵抗力。

　　(4) 增进营养。老年人应注意饮食的营养,多食豆制品、鱼、蛋、瘦肉等富含蛋白质的食物及新鲜的瓜果蔬菜,使体格健壮,预防发生与本病有直接或间接关系的各种疾病。

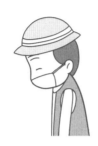

25

失眠症

一、疾病简介

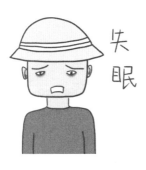

失眠症(insomnia)，是一种持续的睡眠质和(或)量令人不满意的生理障碍，对失眠有忧虑或恐惧心理是形成本症的致病心理因素。失眠是最常见的睡眠障碍，是指各种原因引起的睡眠不足、入睡困难、早醒。

失眠症的主要症状是对白天活动表现的影响。例如，感觉疲劳、烦躁、情绪失调、注意力不集中和记忆力差等，所以失眠者的能力和效率往往降低。患者一般进入睡眠的潜伏期延长，睡眠时间缩短，在入睡过程中生理性觉醒增多。失眠症的病程差异较大，如果是心理性或医疗性应激事件引起，病程可以是有限的几个月。最常见的情形是，最初阶段的进行性加重失眠，持续数周到数月，随之较稳定的慢性睡眠困难持续数年。有的患者虽只经历过一次发作，但在以后遇到某些生活事件会出现睡眠的明显波动。

二、常见病因

很多因素都可以造成失眠，精神因素、机体疾病、文化程度、生活习惯以及工作环境、睡眠条件等因素与失眠的形成有着密切的关系。心理因素造成的失眠被人们所重视，如情绪不稳定、心情抑郁、过于兴奋、生气愤怒等均可引起失眠。许多失眠情况都是由于身体的某些部位不适造成的。

（1）中枢神经系统疾病。如脑外伤、脑肿瘤、脑血管疾病（脑出血、脑梗死）、帕金森病、老年痴呆、癫痫、偏头痛等。

（2）呼吸系统疾病。如慢性支气管炎、慢性阻塞性肺气肿等。

（3）泌尿系统疾病。慢性肾衰竭时的睡眠，常常是短而破碎，只有肾透析或肾移植才能有效解决。糖尿病、尿崩症、泌尿系统感染引起的尿频，也可以干扰睡眠。

（4）过敏性疾病。也常常干扰睡眠，如皮肤瘙痒、鼻阻塞、使睡眠无法进行。

（5）消化系统疾病。如溃疡病、肠炎、痢疾等造成腹痛、胃灼热、恶心、呕吐等症状，也明显干扰睡眠。

（6）循环系统疾病。特别是心力衰竭、心绞痛、高血压、动静脉炎等都可引起失眠。

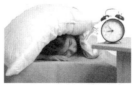

（7）骨关节和运动系统。骨骼、肌肉、关节的炎症和疼痛是临床常见的疾病，也不同程度地引起睡眠障碍。

三、常见症状

（1）入睡困难。

（2）不能熟睡。

（3）早醒、醒后无法再入睡。

（4）频频从噩梦中惊醒，自感整夜都在做噩梦。

（5）睡过之后精力没有恢复。

（6）发病时间可长可短，短者数天可好转，长者持续数日难以恢复。

（7）容易被惊醒，有的对声音敏感，有的对灯光敏感。

（8）很多失眠的人喜欢胡思乱想。

（9）长时间的失眠会导致神经衰弱和抑郁症，而神经衰弱患者的病症又会加重失眠。

失眠会引起人的疲劳感、不安、全身不适、无精打采、反应迟缓、头痛、记忆力不集中，它的最大影响是精神方面的，严重者会导致精神分裂。

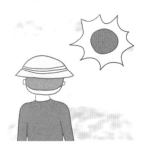

四、预防与治疗

1. 预防

（1）作息规律。如果我们每天准时起

床,定时去迎接每天早晨的阳光,那么你的生物钟就会准时运转。研究表明,这是提高睡眠质量的关键要素之一。

（2）音乐。与其他古典音乐比起来,莫扎特的音乐最具有治疗失眠的功效。它可以使血压和脉搏正常,降低神经紧张。睡前也可以听其他舒缓的器乐曲。最好乐曲里有波浪拍打岸边的声音,海鸥的叫声——它能使你很放松。

（3）散步。《紫岩隐书·养书》说:"入睡时行,绕室千步,始就枕……盖则神劳,劳则思息,动极而求静。"睡前半小时的散步会很好地缓和神经系统。散步的时候努力避免负面的情绪和焦急的思绪。这一切会让你做一个安稳的美梦。

（4）饮食注意。晚上 7 点后不要再吃正餐,睡前喝杯温牛奶或温蜂蜜水。

（5）泡澡。水温不要超过 37℃,泡 10～15 分钟即可,然后马上进被窝。

（6）运动。打太极拳可以调整神经功能活动,使高度紧张的精神状态得到恢复,阴阳达到平衡。因此,通过练拳养神,能够治疗神经衰弱、健忘失眠、神志不宁等症。

2. 治疗

1）心理治疗

（1）一般心理治疗。通过解释、指导,使患者了解有关睡眠的基本知识,减少不必要的预期性焦虑反应。

（2）行为治疗。进行放松训练,教会患者入睡前进行,加快入睡速度,减轻焦虑。

2)药物治疗

(1)苯二氮䓬类。

(2)抗抑郁剂。如米安色林、阿米替林、多塞平、马普替林等。

3)其他

(1)生物反馈。可加强自我放松训练,对于减轻焦虑情绪有效。

(2)体育锻炼。适当体育锻炼,增强体质,加重躯体疲劳感,对睡眠有利,但运动量不宜过大,过度疲劳反而影响睡眠。

(3)调整生活习惯,如取消或减少午睡,养成按时睡眠的习惯。

五、护理小贴士

(1)保持乐观、知足常乐的良好心态。对社会竞争、个人得失等有充分的认识,避免因挫折致心理失衡。自我调节、自我暗示。可玩一些放松的活动,也可反复计数等,有时稍一放松,反而能加快入睡。

(2)建立有规律的一日生活制度,保持人的正常睡-醒节律;白天适度的体育锻炼,有助于晚上的入睡。限制白天睡眠时间,除老年人白天可适当午睡或打盹片刻外,应避免午睡或打盹,否则会减少晚上的睡意及睡眠时间。

(3)养成良好的睡眠卫生习惯,如保持卧室清洁、安静、远离噪音、避开光线刺激等;避免睡觉前喝茶、饮酒等。创造有利于入睡的条件反射机制。如睡前半小时洗热水澡、泡脚、喝杯牛奶等，只要长期坚持，就会建立起"入睡条件反射"。床就是睡觉的地方，不要在床上看书、看电视、工作。平时要坚持定时休息，晚上准时上床睡觉、早上准时起床的生活卫生习惯。

（4）多多亲近自然，放松紧张烦躁的心情，可以去山区旅游、海边吹风、近郊旅游。通过适当的户外活动，可以让自己紧张的神经得到有效缓解，心情好，睡眠也就好。同时，有花草树木、山清水秀的地方，空气中的负氧离子含量比城市中较高，也利于人体神经的养护，提高睡眠质量。

（5）另外，对于部分较重的患者，应在医师指导下，短期、适量地配用安眠药或小剂量抗焦虑、抑郁剂。这样可能会取得更快、更好的治疗效果。睡前用八定水安神皂洗脸，对情绪性失眠也有很大帮助。

26

食管癌

一、疾病简介

食管癌系指由食管鳞状上皮或腺上皮的异常增生所形成的恶性病变。其发展一般经过上皮不典型增生、原位癌、浸润癌等阶

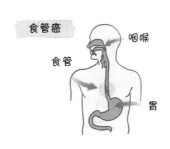

段。食管鳞状上皮不典型增生是食管癌的重要癌前病变,由不典型增生到癌变一般需要几年甚至十几年。正因为如此,一些食管癌可以早期发现并可完全治愈。对于吞咽不畅或有异物感的患者应尽早行胃镜检查以便发现早期食管癌或癌前病变。

世界每年死于食管癌者约为 20 万人。中国为食管癌高发国家,每年死于食管癌者约占中国恶性肿瘤死亡人数的 1/5,仅次于胃癌,居第 2 位。中国以华北太行山区、四川盆地西北部地区、闽粤交界地区及湖北、山东、江苏、陕西、甘肃、内蒙古自治区和新疆维吾尔自治区的部分地区为高发区,河南安阳地区的病死率最高,根据回顾性调查资料,食管癌病死率各省依次为河南、江

苏、山西、河北、福建、陕西、安徽、湖北，其余各省、市、自治区均低于全国平均水平，以云南最低。早期诊断和彻底治疗，预后良好。中、晚期癌虽治疗有效，但 5 年生存率约 1/4。

二、常见病因

食管癌发生于世界各国，其高发区有显著的地理性差异。2 000 多年以前中国豫西一带已有"噎膈"的记载。多数学者认为食管癌是由环境中的致癌因素引起。已提出的致癌因素包括亚硝胺类化合物和霉菌毒素。食物中缺乏某些微量元素如钼、铁、锌、氟可能起间接促癌作用。吸烟、饮酒在某些国家可能是主要病因，在中国不占重要地位。某些食品（如酸菜含有霉菌）和饮食习惯（如喜食过热食物等）可能与发病有关。营养不良、摄入蛋白质不足、维生素（维生素 A、复合维生素 B、维生素 C）缺乏可能是发病的一个条件。总之，食管癌可能是多种原因共同作用的结果，而以致癌物为主要因素。已知的致癌物虽能诱发动物食管癌，但没有一种为大家所公认。

食管癌的确切病因不明。显然，环境和某些致癌物质是重要的致病因素。

（1）化学病因。亚硝胺。这类化合物及其前体分布很广，可

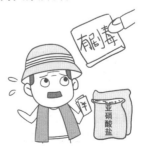

133
秋
篇

在体内外形成,致癌性强。在高发区的膳食、饮水、酸菜甚至患者的唾液中,亚硝酸盐含量均远较低发区为高。

(2)生物性病因——真菌。在某些高发区的粮食中、食管癌患者的上消化道中或切除的食管癌标本上,均能分离出多种真菌,其中某些真菌有致癌作用。有些真菌能促使亚硝胺及其前体的形成,更促进癌肿的发生。

(3)缺乏某些微量元素。如钼、铁、锌、氟、硒等在粮食、蔬菜、饮水中含量偏低。

(4)缺乏维生素。缺乏维生素 A、维生素 B_2、维生素 C 以及动物蛋白、新鲜蔬菜、水果摄入不足,是食管癌高发区的一个共同特点。

(5)烟、酒、热食、热饮、口腔不洁等因素。长期饮烈性酒、嗜好吸烟,食物过硬、过热、进食过快,引起慢性刺激、炎症、创伤或口腔不洁、龋齿等均可能与食管癌的发生有关。

(6)食管癌遗传易感因素。

三、常见症状

1. 食管癌的早期症状

(1)咽下哽噎感最多见,可自行消失和复发,不影响进食。常在患者情绪波动时发生,故易被误认为功能性症状。

(2)胸骨后和剑突下疼痛较多见。咽下食物时有胸骨后或剑突下痛,其性质可呈烧灼样、针刺样或牵拉样,以咽下粗糙、灼热或有刺激性食

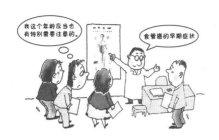

物为著。初时呈间歇性，当癌肿侵及附近组织或有穿透时，就可有剧烈而持续的疼痛。疼痛部位常不完全与食管内病变部位一致。疼痛多可被解痉剂暂时缓解。

（3）食物滞留感和异物感。咽下食物或饮水时，有食物下行缓慢并滞留的感觉，以及胸骨后紧缩感或食物黏附于食管壁等感觉，食毕消失。症状发生的部位多与食管内病变部位一致。

（4）咽喉部干燥和紧缩感。咽下干燥粗糙食物尤为明显，此症状的发生也常与患者的情绪波动有关。

（5）其他症状。少数患者可有胸骨后闷胀不适、背痛和暖气等症状。

2. 食管癌的后期症状

（1）咽下困难。进行性咽下困难是绝大多数患者就诊时的主要症状，但却是本病的较晚期表现。因为食管壁富有弹性和扩张能力，只有当约2/3的食管周径被癌肿浸润时，才出现咽下困难。因此，在上述早期症状出现后，在数月内病情逐渐加重,由不能咽下固体食物发展至液体食物亦不能咽下。如癌肿伴有食管壁炎症、水肿、痉挛等,可加重咽下困难。阻塞感的位置往往符合于癌肿部位。

(2)食物反流。常在咽下困难加重时出现,反流量不大,内含食物与黏液,也可含血液与脓液。

(3)其他症状。当癌肿压迫喉返神经可致声音嘶哑;侵犯膈神经可引起呃逆或膈神经麻痹;压迫气管或支气管可出现气急和干咳,侵蚀主动脉则可产生致命性出血。并发食管-气管或食管-支气管瘘或癌肿位于食管上段时,吞咽液体时常可产生呼吸困难或呛咳;如颈交感神经节被癌肿压迫,则可产生颈交感神经麻痹综合征。

四、预防与治疗

1. 预防

(1)防止粮食和食品霉变,减少霉菌毒素的污染。

(2)防止和消除食物及饮水中的亚硝胺污染。

(3)推广钼酸铵肥料,改善土壤中缺钼状态。

(4)改善不良饮食习惯,避免过粗、过硬及过热饮食。维生素 A 可抑制亚硝酸胺的致癌作用。维生素 C 有阻止二级胺亚硝基化,防止亚硝胺形成的作用,可以适当应用。

2. 治疗

（1）早期患者应首选手术治疗。对中、晚期癌除作手术治疗外，可采用放射治疗、化学治疗、中医中药治

疗等。近年，用激光治疗也有较好效果。

（2）正常食管上皮细胞的增生周期在人体消化道中是最长的。食管基底细胞由重度增生到癌变的过程需要 1～2 年的时间；早期食管癌（细胞学检查发现癌细胞，而 X 线食管黏膜造影正常或仅有轻度病变）变成晚期浸润癌，通常需要 2～3 年，甚至更长时间；个别病例甚至可"带癌生存"达 6 年以上。因此，食管癌的早期治疗效果良好。即使是晚期病例，若治疗得当，也可向好的方面转化。一般对较早期病变宜采用手术治疗；对较晚期病变，且位于中、上段而年龄较高或有手术禁忌证者，则以放射治疗为佳。

五、护理小贴士

食管癌困扰着很多患者，我们应该了解食管癌的知识，对食管癌做好预防，如有食管癌病症发生，应及时医治。

（1）改变不良饮食习惯，不吃霉变食物，少吃或不吃酸菜。不要吃过烫的食物，不要进食过快，不要过量饮烈性酒以减轻对食管黏膜的刺激。不要吃发霉的粮食，少吃酸菜。因为发霉的

粮食可产生毒素。改变食用酸菜的习惯,酸菜中含有大量的亚硝胺类物质,这些物质都有较强的致癌作用。

(2) 改良水质,减少饮水中亚硝酸盐含量。用漂白粉处理饮水,使水中亚硝酸盐含量减低,常服用维生素 C,可以减少胃内亚硝胺的形成。推广微量元素肥料,纠正土壤缺钼等微量元素状况。

(3) 应用中西药物和维生素 B_2 治疗食管上皮增生,以阻断癌变过程。积极治疗食管炎、食管白斑、贲门失弛缓症、食管憩室等与食管癌发生相关的疾病。

(4) 易感人群监视,普及防癌知识,提高防癌意识。如果你是生活在食管癌的高发地区,年龄

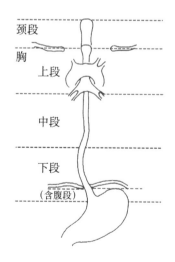

颈段

胸

上段

中段

下段

(含腹段)

在 40 岁以上的男性,平时有食用酸菜、饮酒等习惯,近期出现吞咽困难、胸骨后疼痛或不适,应尽快进行食管脱落细胞学检查、X 线钡餐检查、食管镜与活组织检查以便能够早期发现、早期治疗。

(5)禁止吸烟,尽量不饮酒。讲究卫生,特别是每天刷牙漱口,注意口腔卫生。饮食方面要改变粗、硬、热、快及蹲食等不良习惯。

27

胃癌

一、疾病简介

胃癌（gastric cancer）是最常见的胃肿瘤，系源于上皮的恶性肿瘤，即胃腺癌。在胃的恶性肿瘤中，腺癌占95％。这也是最常见的消化道恶性肿瘤，一般多见于中年以后的男性。

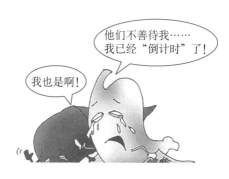

他们不善待我……
我已经"倒计时"了！

我也是啊！

二、常见病因

（1）地域环境及饮食生活因素。胃癌发病有明显的地域性差别，在我国的西北与东部沿海地区胃癌发病率比南方地区明显为高。长期食用熏烤、盐腌食品的人群中胃远端癌发病率高，与食品中亚硝酸盐、真菌毒素、多环芳烃化合物等致癌物或前致癌物含量高有关；吸烟者的胃癌发病危险较不吸烟者高50％。

（2）幽门螺杆菌感染（Hp）。我国胃癌高发区成人Hp感染率在60％以上。幽门螺杆菌能促使硝酸盐转化成亚硝酸盐及亚硝胺而致癌；Hp感染引起胃黏膜慢性炎症加上环境致病因素加速黏膜上皮细胞的过度增殖，导致畸变致癌。

（3）癌前病变。胃疾病包括胃息肉、慢性萎缩性胃炎及胃部分切除后的残胃，这些病变都可能伴有不同程度的慢性炎症过程、胃黏膜肠上皮化生或非典型增生，有可能转变为癌。

（4）遗传和基因。遗传与分子生物学研究表明，胃癌患者有血缘关系的亲属其胃癌发病率较对照组高4倍。胃癌的癌变是一个多因素、多步骤、多阶段发展过程，涉及癌基因、抑癌基因、凋亡相关基因与转移相关基因等的改变，而基因改变的形式也是多种多样的。

三、常见症状

（1）消瘦和贫血。有关专家统计约有九成患者有消瘦，往往消瘦3 kg以上才引起重视，随即进行性消瘦更加明显，有的可达5 kg以上。

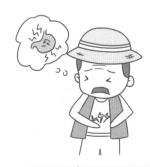

（2）晚期胃癌患者多以上腹疼痛明显且持续时间较长，不易

缓解为主要症状。也因患者的个体差异疼痛程度也轻重不一,重者可有胀痛、水肿、钝痛、锐痛等表现,进食后不能缓解,且症状多有加重。

（3）晚期胃癌的转移概率比较大,一般可直接蔓延至邻近的胰腺、肝脏、横结肠等,也可经淋巴转移至胃周围淋巴结及远处淋巴结。有的在左锁骨上可触及质硬不活动的淋巴结。还可通过血液循环转移至肝、肺、脑、骨骼、卵巢等处,从而出现腹水、黄疸、肝大等症状。

四、预防与治疗

1. 预防

（1）改变饮食结构。多食蔬菜、水果、豆类食物和牛奶、鲜鱼、肉、蛋。提倡食用大蒜、绿茶。

（2）改变不良饮食习惯。避免暴饮暴食、三餐不定时;进食不宜过快、过烫、过硬;少食熏腌食品,避免高盐饮食;少饮烈性酒,不吸烟。

（3）清洁卫生。做好粮食的防霉去霉工作,保护食用水的卫生。

（4）防治胃病。积极治疗胃溃疡、慢性胃炎,治疗胃内幽门螺杆菌感染。

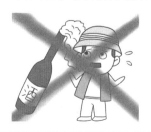

（5）加强普查。对高发区及高危人群进行胃癌的普查。

2. 治疗

1）手术治疗

（1）根治性手术。

原则为整块切除包括癌灶和可能受浸润胃壁在内的胃的部分或全部,按临床分期标准整块清除胃周围的淋巴结,重建消化道。

(2) 姑息性手术。原发灶无法切除,为了减轻由于梗阻、穿孔、出血等并发症引起的症状而做的手术,如胃空肠吻合术、空肠造口、穿孔修补术等。

2) 化疗

用于根治性手术的术前、术中和术后,延长生存期。晚期胃癌患者采用适量化疗,能减缓肿瘤的发展速度,改善症状,有一定的近期效果。早期胃癌根治术后原则上不必辅助化疗,进展期胃癌根治术后、姑息手术后、根治术后复发者需要化疗。常用的胃癌化疗给药途径有口服给药、静脉、腹膜腔给药、动脉插管区域灌注给药等。常用的口服化疗药有替加氟、优福定、去氧氟尿苷等。常用的静脉化疗药有氟尿嘧啶、丝裂霉素、顺铂、多柔比星(阿霉素)、依托泊苷、亚叶酸钙等。近年来紫杉醇、草酸铂、拓扑酶抑制剂、希罗达等新的化疗药物用于胃癌治疗。

3) 靶向治疗

靶向治疗可针对性地损伤癌细胞,减轻正常细胞损害。目前,胃癌靶向治疗药物种类及作用均有限。靶向治疗药物主要有表皮生长因子受体抑制剂、血

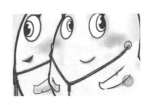

管生成抑制剂、细胞周期抑制剂、细胞凋亡促进剂、基质金属蛋白酶抑制剂等。

4）其他治疗

胃癌的免疫治疗包括非特异生物反应调节剂如卡介苗、香菇多糖等；细胞因子如白细胞介素、干扰素、肿瘤坏死因子等；以及过继性免疫治疗如淋巴细胞激活后杀伤细胞（LAK）、肿瘤浸润淋巴细胞（TIL）等的临床应用。抗血管形成基因是研究较多的基因治疗方法，可能在胃癌的治疗中发挥作用。

5）支持治疗

旨在减轻患者痛苦，改善生活质量，延长生存期。包括镇痛、纠正贫血、改善食欲、改善营养状态、缓解梗阻、控制腹水、心理治疗等。

五、护理小贴士

（1）定时、定量饮食，切忌暴饮暴食、进食过烫的食物，以免刺激或损伤胃黏膜。

（2）多吃含维生素 A、维生素 B、维生素 E 及β-胡萝卜素的食品，适当增加蛋白质、豆制品，增强抵抗力。

（3）被污染的水含多种致癌的金属离子，所以喝水一定要喝白开水或纯净水。

（4）很多胃癌患者性格内向、不善言谈，中医学认为，抑郁、郁闷的心情容易导致气滞，形成癌肿，所以一定要保持良好愉悦的心情。

（5）腌菜含有大量的亚硝酸盐和二级胺，在胃内适宜的酸度和细菌作用下，可合成亚硝胺类化合物，这类化合物属强致癌物质。油炸、烘烤、烧焦食物也含有此类致癌物质。

（6）患萎缩性胃炎、胃溃疡、胃多发性腺癌性息肉、恶性贫血的人，需经常检查治疗，消除癌前病变，预防胃癌的发生。这些胃病患者可以服用中药梅氏百花散来治疗，百花散既有治疗胃病的功效，又有养胃护胃的效果，能够很好地起到预防胃癌的作用。另外，有癌症遗传家族史的人，发病率明显高于一般人群。

28

腰肌劳损

一、疾病简介

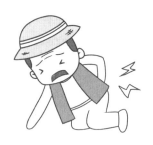

腰肌劳损，又称功能性腰痛、慢性下腰损伤、腰臀肌筋膜炎等，实为腰部肌肉及其附着点筋膜或骨膜的慢性损伤性炎症，是腰痛的常见原因之一。

主要症状是腰或腰骶部胀痛、酸痛，反复发作，疼痛可随气候变化或劳累程度而变化，如日间劳累加重，休息后可减轻时轻时重，为临床常见病，多发病，发病因素较多。其日积月累，可使肌纤维变性，甚而少量撕裂，形成瘢痕、纤维索条或粘连，遗留长期慢性腰背痛。治疗需要注意避免过劳，矫正不良体位，适当功能锻炼，加强腰背肌锻炼，防止肌肉张力失调，如采取俯卧位，去枕，然后用力挺胸抬头，双手双脚向空中伸展；也可仰卧床上去枕，头部用力向后顶床，抬起肩部的动作。

二、常见病因

（1）急性腰扭伤后及长期反复的腰肌劳损。

（2）治疗不及时、处理方法不当。

（3）长期反复的过度腰部运动及过度负荷，如长时期坐位、久站或从弯腰位到直立位手持重物、抬物，均可使腰肌长期处于高张力状态，久而久之可导致慢性腰肌劳损。

（4）慢性腰肌劳损与气候、环境条件也有一定关系，气温过低或湿度太大都可促发或加重腰肌劳损。

三、常见症状

（1）腰部酸痛或胀痛，部分患者有刺痛或灼痛。

（2）劳累时加重，休息时减轻；适当活动和经常改变体位时减轻，活动过度又加重。

（3）不能坚持弯腰工作。常被迫时时伸腰或以拳头击腰部以缓解疼痛。

（4）腰部有压痛点，多在骶棘肌处、髂骨脊后部、骶骨后骶棘肌止点处或腰椎横突处。

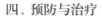

（5）腰部外形及活动多无异常，也无明显腰肌痉挛，少数患者腰部活动稍受限。

四、预防与治疗

1. 预防

（1）防止潮湿，寒冷受凉。不要随意睡在潮湿的地方。根据气候的变化,随时增添衣服,出汗及雨淋之后,要及时更换湿衣或擦干身体。

(2)急性腰扭伤,应积极治疗,安心休息,防止转成慢性。

(3)体育运动或剧烈活动时,要做好热身活动。

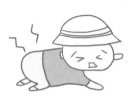

(4)纠正不良的工作姿势。如弯腰过久,或伏案过低等。在僵坐一小时后要换一个姿势。同时,可以使用腰部有突起的靠垫为腰部缓解压力,有助于避免出现腰肌劳损。背重物时,胸腰稍向前弯,髋膝稍屈,迈步要稳,步子不要大。

(5)防止过劳。腰部作为人体运动的中心,过度劳累,必然造成损伤而出现腰痛。因此,在各项工作或劳动中注意有劳有逸。

(6)使用硬板软垫床。过软的床垫不能保持脊柱的正常生理曲度,所以最好在木板上加一张10厘米厚的软垫。

(7)注意减肥。控制体重,身体过于肥胖,必然给腰部带来额外负担,特别是中年人和妇女产后,为易于发胖的时期,节制饮食,加强锻炼。

2. 治疗

(1)避免过劳、矫正不良体位。

(2)适当功能锻炼。加强腰背肌锻炼,防止肌肉张力失调,如采取俯卧位,去枕,然后用力挺胸抬头,双手双脚向空中伸展;也可仰卧床上,去枕,头部用力向后顶床,抬起肩部的动作。

(3) 理疗、推拿、按摩等舒筋活血疗法。

(4) 药物治疗。主要为消炎止痛药、注射皮质类固醇及口服非甾体抗炎药,局部外用肌松药及镇痛药。

(5) 封闭疗法。有固定压痛点者,可用 $0.5\% \sim 1\%$ 普鲁卡因加醋酸泼尼松龙或醋酸氢化可的松作痛点封闭,效果良好。

(6) 物理治疗。在医师指导下,选用适当的物理治疗也可以增强治疗效果。目前存在较多的理疗方式,包括电磁、超声波、红外线、激光等,通过声、光、电、热等作用于人体,起到舒筋活络的作用。

(7) 手术治疗。腰肌劳损不需手术,手术甚至可能会加重症状。

五、护理小贴士

腰肌劳损理疗方法可以很有效地帮助患者缓解病情。腰肌劳损的肌肉比较容易发生疲劳与损伤,腰肌劳损理疗方法可以治疗腰肌劳损。按摩腰部能够健腰强肾,疏通经络,防治腰肌劳损。

自我按摩防治腰肌劳损十法。

(1) 按。取坐位,以中指指尖揉人中穴 $1 \sim 2$ 分钟。

（2）抖。两手置腰部，掌根按于腰眼处，快速上下抖动 15～20 次。

（3）推。两手对搓发热之后，重叠放于腰椎正中，由上向下推搓 30～50 次，至局部产生热感为止。

（4）捏。脚前伸而坐，或弯曲膝盖，或正坐姿势，均可。两手分别捏拿、提放腰部肌肉 15～20 次。

（5）揉。取坐姿。两手五指并拢，分别放在后腰左右两侧，用掌心上下缓慢揉搓，至发热为止。

（6）叩。用双手半握拳，用两拳的背面轻叩腰骶部，以不引起疼痛为度。左右同时进行，各叩 30 次。

（7）压。两手叉腰，大拇指分别按于两侧腰眼处，用力挤压，并旋转揉按，先顺时针，后逆时针，各 36 圈。

（8）滚。两手握拳，从腰部向上下滚动、按摩。先自下而上，再自上而下，反复多次进行。上身可配合前倾、后仰。

（9）点。取坐位，用两手中指的指尖分别点按两腿委中穴（膝关节后窝正中）1～2 分钟，被按部位应出现酸、麻、胀的感觉。

（10）抓。双手反叉腰，拇指在前，按压于腰侧不动，其余四指从腰椎两侧用指腹向外抓擦皮肤，从腰眼到骶部顺序进行，两侧各抓 36 次。

长时间紧张不仅导致腰部肌肉容易疲劳，还

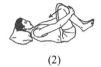 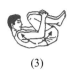

(1)   (2)   (3)

摇椅活动法

会出现酸胀感和疼痛不适感,也会使得腰部的支撑力与稳定性降低,很容易受到损伤,促进急性腰痛的发作,还会迁延而成慢性腰痛的可能较大。平时多做腰部锻炼,外敷圣古追风贴对腰部进行保护,可有效降低腰部疾病的发作。

29

腰椎间盘突出症

一、疾病简介

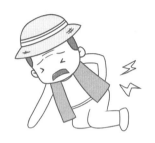

椎间盘突出是一种多发病、常见病,主要病因是椎间盘劳损变性、纤维环破裂或髓核脱出等,刺激或压迫脊神经、脊髓等引起的一系列综合征。腰椎间盘突出症是临床上较为常见的腰部疾患之一,是骨伤科的常见病、多发病。腰椎间盘相当于一个微动关节,是由透明软骨板、纤维环和髓核组成,分布在腰椎骨间。由于脊髓由间盘的后方经过,当突出的间盘压迫脊神经或马尾神经引起腰腿痛或大小便失禁、甚至引起瘫痪时,就称为腰椎间盘突出症。腰椎间盘突出症是在退行性变基础上积累伤所致,积累伤又会加重椎间盘的退变,大多数患者可以经非手术治疗缓解或治愈。

二、常见病因

腰椎间盘突出症的基本因素是椎间盘退变,但某些诱发因素可致使椎间隙压力增高,引起髓核突出。此种诱发因素常与以下因素有关。

（1）年龄因素。腰椎间盘突出症的好发年龄在 30～50 岁，平均手术年龄在 40 岁，因此退变可能是其重要因素。

（2）身高与性别。有人认为身材过高也会易发腰突症，而男性发病率是女性的 5 倍。

（3）增加腹压。临床上有约 1/3 的患者在发病前有明确的增加腹压的因素，如剧烈的咳嗽、喷嚏、屏气、用力排便等。使腹压增高，破坏了椎节与椎管之间的平衡状态。

（4）不良体位。人在完成各种工作时，需要不断地更换各种体位以缓解腰部压力，如长期处于某一体位不变，即可导致局部的累积性损伤。特别是长期处于不良姿势更容易诱发本病。

（5）职业因素。重体力劳动者发病率最高，白领劳动者最低。汽车驾驶员由于长期处于颠簸和振动状态，椎间盘承受的压力大且反复变化，也易诱发椎间盘突出。

（6）受寒受湿。寒冷或潮湿可引起小血管收缩、肌肉痉挛，使椎间盘的压力增加，可能造成退变的椎间盘破裂。

三、常见症状

1. 腰痛

腰痛是大多数患者最先出现的症状，发生率约 91%。由于纤维环外层及后纵韧带受到髓核刺激，经窦椎神经而产生下腰部感应痛,有时可伴有臀部疼痛。

2. 下肢放射痛

虽然高位腰椎间盘突出(腰 2～3、腰 3～4)可以引起股神经痛,但临床少见,不足 5%。绝大多数患者是腰 4～5、腰 5～骶 1 间隙突出,表现为坐骨神经痛。典型坐骨神经痛是从下腰部向臀部、大腿后方、小腿外侧直到足部的放射痛,在打喷嚏和咳嗽等腹压增高的情况下疼痛加剧。放射痛的肢体多为一侧,仅极少数中央型或中央旁型髓核突出者表现为双下肢症状。坐骨神经痛的原因有 3 个:①破裂的椎间盘产生化学物质的刺激及自身免疫反应使神经根发生化学性炎症;②突出的髓核压迫或牵张已有炎症的神经根,使其静脉回流受阻,进一步加重水肿,使其对疼痛的敏感性增高;③受压的神经根缺血。上述 3 种因素相互关联,互为加重因素。

3. 马尾神经症状

向正后方突出的髓核或脱垂、游离椎间盘组织压迫马尾神经,其主要表现为大、小便障碍,会阴和肛周感觉异常。严重者可出现大小便失控及双下肢不完全性瘫痪等症状,临床上少见。

四、预防与治疗

1. 预防

(1)坚持健康检查。青少年或工作人员应定期进行健康检查,应注意检查有无脊柱先天性或特发性畸形。对于从事剧烈腰部运动工作者,如运动员和杂技演员,应该加强腰背部保护,防止反复损伤。

(2)饮食均衡,蛋白质、维生素含量宜高,脂肪、胆固醇宜低,防止肥胖,戒烟控酒。

(3)工作中注意劳逸结合,姿势正确,不宜久坐久站,剧烈体力活动前先做热身活动。

(4)卧床休息,宜选用硬板床,保持脊柱生理弯曲。

(5)避寒保暖。

(6)腰椎间盘突出是运动系统疾病,预防原则要求减少运动,放松休息。

(7)平时应加强腰背肌锻炼,加强腰椎稳定性。

2. 治疗

1)非手术疗法

腰椎间盘突出症大多数患者可以经非手术治疗缓解或治愈。其治疗原理并非将退变突出的椎间盘组织回复原位,而是改变椎间盘组织与受压神经根的相对位置或部分回纳,减轻对神经根的压迫,松解神经根的粘连,消除神经根的炎症,从而缓解症状。非手术治疗主要适用于:①年轻、初次发作或病程较短者;②症状较轻,休息后症状可自行缓解者;③影像学检查无明显椎管狭窄。

(1)绝对卧床休息初次发作时,应严格卧床休息,强调大、小便均不应下床或坐起,这样才能

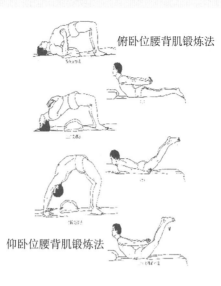

俯卧位腰背肌锻炼法

仰卧位腰背肌锻炼法

有比较好的效果。卧床休息3周后可以佩戴腰围保护下起床活动,3个月内不做弯腰持物动作。此方法简单有效,但较难坚持。缓解后,应加强腰背肌锻炼,以减少复发的概率。

(2)牵引治疗采用骨盆牵引,可以增加椎间隙宽度,减少椎间盘内压,椎间盘突出部分回纳,减轻对神经根的刺激和压迫,需要在专业医师指导下进行。

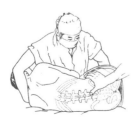

(3)理疗和推拿、按摩可缓解肌肉痉挛,减轻椎间盘内压力,但注意暴力推拿按摩可以导致病情加重,应慎重。

（4）支持治疗。可尝试使用硫酸氨基葡萄糖和硫酸软骨素进行支持治疗。硫酸氨基葡萄糖与硫酸软骨素在临床上用于治疗全身各部位的骨关节炎，这些软骨保护剂具有一定程度的抗炎抗软骨分解作用。基础研究显示氨基葡萄糖能抑制脊柱髓核细胞产生炎性因子，并促进椎间盘软骨基质成分糖胺聚糖的合成。临床研究发现，向椎间盘内注射氨基葡萄糖可以显著减轻椎间盘退行性疾病导致的下腰痛，同时改善脊柱功能。有病例报道提示口服硫酸氨基葡萄糖和硫酸软骨素能在一定程度上逆转椎间盘退行性改变。

（5）皮质激素硬膜外注射。皮质激素是一种长效抗炎剂，可以减轻神经根周围炎症和粘连。一般采用长效皮质类固醇制剂＋2％利多卡因行硬膜外注射，每周一次，3次为一个疗程，2～4周后可再用一个疗程。

（6）髓核化学溶解法。利用胶原蛋白酶或木瓜蛋白酶，注入椎间盘内或硬脊膜与突出的髓核之间，选择性溶解髓核和纤维环，而不损害神经根，以降低椎间盘内压力或使突出的髓核变小从而缓解症状，但该方法有产生过敏反应的风险。

2）经皮髓核切吸术/髓核激光气化术

通过特殊器械在 X 线监视下进入椎间隙，将部分髓核绞碎吸出或激光气化，从而减轻椎间盘内压力达到缓解症状目的，适合于膨出或轻度突出的患者，不适合于合并侧隐窝狭窄或者已有明显突出的患者及髓核已脱入椎管内者。

3）手术治疗

（1）手术适应证。①病史超过3个月，严格保守治疗无效或保守治疗有效，但经常复发且疼痛较重者；②首次发作，但疼痛剧烈，尤以下肢症状明显，患者难以行动和入眠，处于强迫体位者；③合并马尾神经受压表现；④出现单根神经根麻痹，伴有肌肉萎缩、肌力下降；⑤合并椎管狭窄者。

（2）手术方法。经后路腰背部切口，部分椎板和关节突切除，或经椎板间隙行椎间盘切除。中央型椎间盘突出，行椎板切除后，经硬脊膜外或硬脊膜内椎间盘切除。合并腰椎不稳、腰椎管狭窄者，需要同时行脊柱融合术。

近年来，显微椎间盘摘除、显微内镜下椎间盘摘除、经皮椎间孔镜下椎间盘摘除等微创外科技术使手术损伤减小，取得了良好的效果。

五、护理小贴士

腰椎间盘突出在现代社会是比较常见的一种病变，尤其是在一些办公室工作的朋友，整日坐在电脑桌前，容易出现这个问题，在这里给大家分享一些腰椎间盘突出的简单的锻炼方法。

（1）最简单实用的一个锻炼方法就是每天倒走0.5～1小时。在倒走的时候，一定要注意身后是否有危险，尽量选择平坦的小路锻炼，不要走公路，小心路上的车以及地面上的坑洼。

（2）平躺在地上或者床上，然后双脚屈撑作

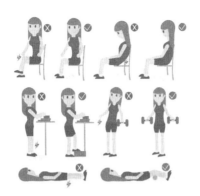

为支点,头部和双手也作为支撑点,慢慢地将腰部往上挺起,保持这样的姿势十几秒时间,然后再慢慢地把腰放下,这样循环做几次,最关键的一点是整个过程一定要慢,这样既能防止腰部受伤,也能较准确地感应到腰部舒服的位置,每天坚持做一两次。

（3）另外一种方法就是与第二种相反,是平地趴在地面或者床上,然后用腹部作为支撑点,双腿和上半身都往上抬起,高度也是达到腰部较舒适的位置就可以了,效果和第二个方法差不多,不过比起第二种锻炼方法来要吃力一些。

（4）坐高腿凳（就是坐上去后脚够不到地面的凳子）,最好是没有边沿可以支撑脚的那种,坐高腿凳会有助于调整正确的坐姿,使腰部和胸部处于正确的位置,使腰部更舒服。

（5）游泳也是缓解腰椎间盘突出的好方法,尤其是蛙泳,对于腰椎间盘突出和一些腰椎手术之后康复都有比较好的效果。

（6）平趴在床上，用一条热毛巾敷在腰椎部位，可以自己用双手轻轻地顺着整条椎骨上下按摩，也可以请别人帮忙，一定要配合热敷，效果比较显著，有条件的可以用热泥敷在腰部，然后再进行上下搓压。

（7）最后一点算不上锻炼，就是建议有腰椎间盘突出的朋友睡觉的时候最好睡硬木板的床，对于腰椎很有好处。

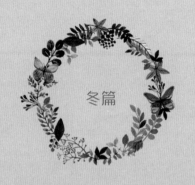

冬篇

小至

天时人事日相催　冬至阳生春又来

刺绣五纹添弱线　吹葭六管动浮灰

岸容待腊将舒柳　山意冲寒欲放梅

云物不殊乡国异　教儿且覆掌中杯

——杜甫

30

一氧化碳中毒

一、疾病简介

一氧化碳（CO）中毒是含碳物质燃烧不完全时的产物经呼吸道吸入引起中毒。中毒机制是由于 CO 与血红蛋白的亲和力比氧与血红蛋白的亲和力高 200～300 倍，所以 CO 极易与血红蛋白结合，形成碳氧血红蛋白（HbCO），使血红蛋白丧失携氧的能力和作用，造成组织窒息。对全身的组织细胞均有毒性作用，尤其是对大脑皮质的影响最为严重。

二、常见病因

（1）在密闭居室中使用煤炉取暖、做饭，由于通风不良，供氧不充分，可产生大量 CO 积蓄在室内。①门窗紧闭，又无通风措施，未安装或不正确安装风斗。②疏忽大意，思想麻痹，致使煤气大量泄漏。③烟囱安装不合理，筒口正对风口，使煤气倒流。④气候条件不好，如遇刮风、下雪、阴天、气压低，煤气难以流通泄漏。

（2）城区居民使用管道煤气，其 CO 排放量为 25%～30%。如果管道漏气、开关不紧，或烧煮中火焰被扑灭后，煤气大量溢出，可造成中毒。

（3）冬季在车库内发动汽车或开动车内空调

后在车内睡眠，都可能引起煤气中毒。因为汽车尾气中含 CO 4%～8%，一台 20 马力的汽车发动机 1 分钟内可产生 CO 28 L。

（4）其他如化肥厂使用煤气为原料，设备故障、管道漏气等均可造成煤气中毒。使用燃气热水器，通风不良，洗浴时间过长。

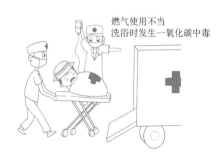

燃气使用不当
洗浴时发生一氧化碳中毒

三、常见症状

临床表现主要为缺氧，其严重程度与 HbCO 的饱和度呈比例关系。轻者有头痛、无力、眩晕、劳动时呼吸困难，HbCO 饱和度达 10%～20%。症状加重，患者口唇呈樱桃红色，可有恶心、呕吐、意识模糊、虚脱或昏迷，HbCO 饱和度达 30%～

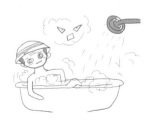

40%。重者呈深昏迷，伴有高热、四肢肌张力增强和阵发性或强直性痉挛，HbCO 饱和度＞50%。患者多有脑水肿、肺水肿、心肌损害、心律失常和呼吸抑制,可造成死亡。有些患者的胸部和四肢皮肤可出现水疱和红肿,主要是由于自主神经营养障碍所致。部分急性 CO 中毒患者于昏迷苏醒后,经 2～30 天的假愈期,会再度陷入昏迷,并出现痴呆木僵型精神病、震颤麻痹综合征、感觉运动障碍或周围神经病等精神神经后发症,又称急性一氧化碳中毒迟发脑病。长期接触低浓度 CO,可有头痛、眩晕、记忆力减退、注意力不集中、心悸。

(1) 轻型。中毒时间短,血液中 HbCO 为 10%～20%。表现为中毒的早期症状,头痛眩晕、心悸、恶心、呕吐、四肢无力,甚至出现短暂的昏厥,一般神志尚清醒,吸入新鲜空气,脱离中毒环境后,症状迅速消失,一般不留后遗症。

(2) 中型。中毒时间稍长,血液中 HbCO 占 30%～40%,在轻型症状的基础上,可出现虚脱或昏迷。皮肤和黏膜呈现煤气中毒特有的樱桃红色。如抢救及时,可迅速清醒,数天内完全恢复,一般无后遗症状。

(3) 重型。发现时间过晚,吸入煤气过多,或在短时间内吸入高浓度的 CO,血液 HbCO 浓度常在 50% 以上,患者呈现深度昏迷,各种反射消失,大小便失禁,四肢厥冷,血压下降,呼吸急促,会很快死亡。一般昏迷时间越长,预后越严重,常留有痴呆、记忆力和理解力减退、肢体瘫痪等后遗症。

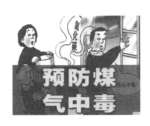

四、预防与治疗

1. 预防

（1）应广泛宣传室内用煤火时应有安全设置（如烟囱、小通气窗、风斗等），说明煤气中毒可能发生的症状和急救常识，尤其强调煤气对小婴儿的危害和严重性。煤炉烟囱安装要合理，没有烟囱的煤炉，夜间要放在室外。

（2）不使用淘汰热水器，如直排式热水器和烟道式热水器，这两种热水器都是国家明文规定禁止生产和销售的；不使用超期服役热水器；安装热水器最好请专业人士安装，不得自行安装、拆除、改装燃具。冬天冲凉时浴室门窗不要紧闭，冲凉时间不要过长。

（3）开车时，不要让发动机长时间空转；车在停驶时，不要过久地开放空调机；即使是在行驶中，也应经常打开车窗，让车内外空气对流。感觉不适即停车休息；驾驶或乘坐空调车如感到头晕、发沉、四肢无力时，应及时开窗呼吸新鲜空气。

（4）在可能产生 CO 的地方安装 CO 报警器。CO 报警器是专门用来检测空气中 CO 浓度的装置，能在 CO 浓度超标时及时报警，有的还可以强行打开窗户或排气扇，使人们远离 CO 的侵害。

2. 治疗

迅速将患者转移到空气新鲜的地方，卧床休

息,保暖,保持呼吸道通畅。

（1）纠正缺氧。迅速纠正缺氧状态。吸入 O_2 可加速 HbCO 解离。增加 CO 的排出。吸入新鲜空气时，CO 由 HbCO 释放出半量约需 4 小时；吸入纯氧时可缩短至 30～

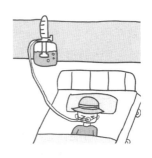

40 分钟,吸入 3 个大气压的纯氧可缩短至 20 分钟。高压氧舱治疗能增加血液中溶解氧,提高动脉血氧分压,使毛细血管内的氧容易向细胞内弥散,可迅速纠正组织缺氧。呼吸停止时,应及早进行人工呼吸,或用呼吸机维持呼吸。危重患者可考虑血浆置换。

（2）防治脑水肿。严重中毒后,脑水肿可在24～48 小时发展到高峰。脱水疗法很重要。目前最常用的是 20% 甘露醇,静脉快速滴注。待 2～3天后颅压增高现象好转,可减量。也可注射呋塞米脱水。三磷酸腺苷、肾上腺糖皮质激素如地塞米松也有助于缓解脑水肿。如有频繁抽搐,目前首选药是地西泮,抽搐停止后再静滴苯妥英钠。

（3）治疗感染和控制高热。应作咽拭子、血、尿培养,选择广谱抗生素。高热能影响脑功能,可采用物理降温方法,如头部用冰帽,体表用冰袋,使体温保持在 32℃左右。如降温过程中出现寒战或体温下降困难时,可用冬眠药物。

（4）促进脑细胞代谢应用能量合剂，常用药物有三磷酸腺苷、辅酶 A、细胞色素 C 和大量维生素 C 等。

（5）防治并发症和后发症。昏迷期间护理工作非常重要。保持呼吸道通畅，必要时行气管切开。定时翻身以防发生压疮和肺炎。注意营养，必要时鼻饲。急性 CO 中毒患者从昏迷中苏醒后，应尽可能休息观察 2 周，以防神经系统和心脏后发症的发生。如有后发症，给予相应治疗。

五、护理小贴士

（1）睡觉之前，一定要将取暖煤炉的煤炭烧完，煤炉一定要安装烟筒。

（2）煤气和燃气热水器等设备尽量不要放在卧室或通风不好的地方，要经常保持室内的通风。

（3）自动点火的煤气或燃气具，如果在连续几下没有点燃时，最好不要继续点，稍等片刻后，等煤气或燃气散尽再重新点燃，经常检查煤气或燃气具的橡皮管是否出现松脱、老化、破裂、虫咬的现象。

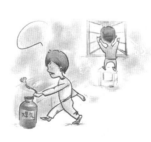

31

冻疮

一、疾病简介

冻疮是由于寒冷引起的局限性炎症损害。冻疮常见于冬季，由于气候寒冷引起的局部皮肤反复红斑、肿胀性损害，严重者可出现水疱、溃疡，病程缓 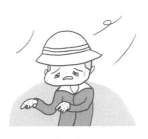 慢，气候转暖后自愈，易复发。冻疮一旦发生，在寒冷季节里常较难快速治愈，要等天气转暖后才会逐渐愈合，欲减少冻疮的发生，关键在于入冬前就应开始预防。

二、常见病因

系机体对寒冷发生的异常反应。冻疮是寒冬或初春季节时由寒冷引起的局限性皮肤炎症损害。好发生在肢体的末梢和暴露的部位，如手、足、鼻尖、耳边、耳垂和面颊部。现代医学认为冻疮是因为患者的皮肤耐寒性差，加上寒冷的侵袭，使末梢的皮肤血管收缩或发生痉挛，导致局部血液循环障碍，使得氧和营养不足而发生的组织损伤。中医学认为本病的发生是由于患者阳气不足，外感寒湿之邪，使气血运行不畅，淤血阻滞而发病。

众所周知，手脚和耳郭是人体血液循环的末梢部分，亦是冻疮的好发部位。深秋以后，气温突然降低，末梢血管内的血流也随即变得缓慢。当温度低于10℃时，上述部位的皮下小动脉遇冷收缩，静脉回流不畅，从而发生冻疮。也有部分患者是因为血管先天性变异、血管狭窄导致血流不畅而诱发冻疮的。因此，预防冻疮应针对其发病机制，提前采取措施，往往可达到事半功倍之效。

三、常见症状

（1）冻疮好发于初冬、早春季节，以儿童、妇女和末梢血液循环不良者多见，这些患者常伴有肢体末端皮肤发凉、肢端发绀、多汗等表现。皮损好发于手指、手背、面部、耳郭、足趾、足缘、足跟等

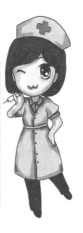

冻疮的症状

· 肢体末端皮肤发凉、肢端发绀、多汗等表现。
· 皮损好发于手指、手背、面部、耳郭、足趾、足缘、足跟等处。
· 常见损害为局限性淤血性暗紫红色隆起的水肿性红斑，境界不清，边缘呈鲜红色，表面紧张有光泽，质柔软。局部按压可褪色，去压后红色逐渐恢复。

处,常两侧分布。常见损害为局限性淤血性暗紫红色隆起的水肿性红斑,境界不清,边缘呈鲜红色,表面紧张有光泽,质柔软。局部按压可褪色,去压后红色逐渐恢复。严重者可发生水疱,破裂形成糜烂或溃疡,愈后存留色素沉着或萎缩性瘢痕。痒感明显,遇热后加剧,溃烂后疼痛。

（2）有一种特殊类型的冻疮多见于女性的股部。临床上有特征性呈蓝红色浸润性的瘀斑,对称分布在过度肥胖的股外侧面,偶可有继发性溃疡和常合并毛囊性角栓。这些损害完全与冷暴露有关,且在温暖环境中消退。

四、预防与治疗

1. 预防

（1）加强锻炼,促进血液循环,提高机体对寒冷的适应能力。

（2）注意防冻、保暖防止潮湿,不穿过紧鞋袜。

（3）受冻后不宜立即用热水浸泡或取火烘烤。

（4）伴有其他相关性疾病时应积极治疗。

（5）对反复发作冻疮者,可在入冬前用亚红斑量的紫外线或红外线照射局部皮肤,促进局部血液循环。

2. 治疗

（1）冻伤的肢体应迅速在温水中使之温暖,水的温度不超过40.5℃,要小心避免烫伤失去知

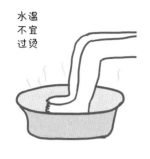

水温
不宜
过烫

觉的组织。若下肢受累但需步行一定距离去接受医疗时,不要解冻。外伤(如行走)可进一步加重解冻组织的损害,若再冷冻肯定会严重受损,但被冻的时间越长,对以后组织的损害越大。若受冻部分不立即解冻,则应轻轻地清洁,保持干燥,用无菌绷带保护,直至温暖解冻,这种较为稳定的办法是可行的。患者可服 400 mg 布洛芬,若可能应全身保暖。

(2)在医院内进行总体检查期间,应迅速将肢体置于大容器内温暖,水温保持在 38～43℃。回暖后,微波测温,激光多普勒流量测定,血管造影或磁共振检查可用于检查周围循环,以指导治疗,改善预后。预防感染很重要,若坏疽是干的,感染不大可能。但湿性坏疽,像浸泡足一样,可能被感染;应该应用抗生素,若免疫接种不是最近进行的,则应给予破伤风类毒素。

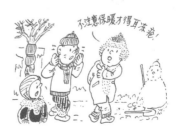

不注意保暖才冻耳朵呢!

（3）温暖后，肢体应保持干燥，暴露于暖空气中，尽可能做到无菌。大多数患者有脱水和血液浓缩；应口服或静脉滴注补液，并恢复电解质到正常水平。可采用的内科疗法并不一致，但目标是恢复循环，使细胞损害减至最小。最有效的是低分子右旋糖酐，布洛芬和丁咯地尔。较强力的动脉内或静脉内给药以及化学或外科方法行交感神经切除现已很少应用，但对晚期灼痛还是有用的。营养和精神状态需要特别关心，手术应尽可能推迟，因为黑色硬壳常可脱落而留下活的组织。"正月冻伤，七月手术"是一句正确的格言。最好的长期治疗是漩涡浴及浴后轻轻擦干并休息。对冻伤后长期持续存在的症状（如麻木、对寒冷过敏）尚无治疗办法。

五、护理小贴士

夏治冻疮。冻疮如果在夏天就积极防治，当年冬天即可见效。这也是中医学"冬病夏治"的具体体现。

（1）选用成熟的紫皮独头蒜，剥去外皮，捣碎成泥，在阳光下曝晒至温热，将蒜泥薄薄地涂在冬天易冻伤的部位。每日涂 3～5 次，连续涂 5～7 天。

（2）取干红辣椒 5～7 只，加水煮沸成辣椒汤，待水不烫时泡洗易患冻疮的部位，每天 1 次，连用 5 天。

（3）取鲜芝麻叶在生过冻疮的皮肤上搓擦 20

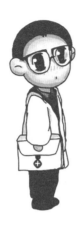

冻疮的护理

· 疮的护理应注重保暖,应避免将局部皮肤弄破

· 避免暴露在湿冷环境。

· 生冻疮后保持干燥,切忌抓挠,宜逐渐加热,如用温水而不用过热的水浸泡,以防溃烂成疮。

· 在冻疮未溃发痒时,切忌用手搔抓,以免破损,而已经破溃者,更应注意清洁消毒,保持干燥,防止反复感染和病情加重。

分钟,让叶汁留在皮肤上,1 小时后用水洗净。每天数次,连擦 1 周。

(4)生姜切片磨擦常患冻疮处,每天 1～2 次,连擦 1 周。

(5)红花 10 g、桂枝 15 g,煎汁擦洗易冻伤部位,每天 1 次,连用 5 天。

(6)鲜茄根 50 g,水煎浓汁后待不烫时洗擦患处,每天 1 次。

32

骨关节病

一、疾病简介

退行性骨关节病又称骨关节炎、退行性关节炎、老年性关节炎、肥大性关节炎，它是一种退行性病变，系由于增龄、肥胖、劳损、创伤、关节先天性异常、关节畸形等诸多因素引起的关节软骨退化损伤、关节边缘和软骨下骨反应性增生。本病多见于中老年人群，好发于负重关节及活动量较多的关节（如颈椎、腰椎、膝关节、髋关节等）。过度负重或使用这些关节，均可促进退行性变化的发生。临床表现为缓慢发展的关节疼痛、压痛、僵硬、关节肿胀、活动受限和关节畸形等。

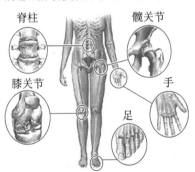

骨性关节炎发生于全身各个关节，最常见于手，膝关节，髋关节等。

二、常见病因

（1）机械性或解剖学异常。髋关节发育异常，股骨头骨骺滑脱、股骨颈异常、多发性骨骺发育不良、陈旧性骨折、半月板切除术后、关节置换术后、急慢性损伤。

（2）炎症性关节疾患。化脓性关节炎、骨髓炎、结核性关节炎、类风湿关节炎、血清阴性脊柱关节病、贝赫切特综合征（白塞病）、Paget 病。

（3）代谢异常。痛风、Gaucher 病、糖尿病、进行性肝豆状核变性、软骨钙质沉着症、羟磷灰石结晶。

（4）内分泌异常。肢端肥大症、性激素异常、甲状旁腺功能亢进、甲状腺功能减退伴黏液性水肿、肾上腺皮质功能亢进。

（5）神经性缺陷。周围神经炎、脊髓空洞症、Charcot 关节病。

三、常见症状

主要症状为关节疼痛，常为休息痛，表现为休息后出现疼痛，活动片刻即缓解，但活动过多后，疼痛又加剧。另一症状是关节僵硬，常出现在早晨起床时或白天关节长时间保持一定体位后。检查受累关节可见关节肿胀、压痛、活动时有摩擦感或"咔

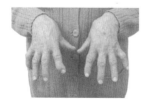

嗒"声,病情严重者可有肌肉萎缩及关节畸形。

四、预防与治疗

1. 预防

（1）对受累的关节应加以保护,降低关节负荷,减轻体重,注意休息,避免长时间负重和不良的姿势,使用手杖、步行器等。

（2）平时对受累关节注意保暖,可以用热水袋、热毛巾等热敷,大伏天尽可能避免空调、电扇直接对关节吹风。

（3）适当锻炼对保护和改善关节活动,缓解疼痛有很大的帮助。有益的锻炼是对关节冲击小的柔和运动,包括：游泳、散步、打太极拳、慢跑、骑脚踏车、仰卧直腿抬高或抗阻力训练及不负重位关节的屈伸活动。游泳应该是好的运动方式。有害的运动是增加关节扭力或关节面负荷过大的训练,如爬山或下蹲起立等活动。

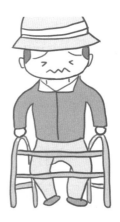

2. 治疗

本病主要的治疗方法是减少关节的负重和过度的大幅度活动,以延缓病变的进程。肥胖患者应减轻体重,减少关节的负荷。下肢关节有病变时可用拐杖或手杖,以求减轻关节的负担。理疗及适当的锻炼可保持关节的活动范围,必要时可使用夹板支具及手杖等,对控制急性期症状有所帮助。消炎镇痛药物可减轻或控制症状。对晚期病例,在全身情况能耐受手术的条件下,行人工关节置换术,目前是公认的消除疼痛、矫正畸形、改善功能的有效方法,可以大大提高患者的生活质量。

五、护理小贴士

(1)膝骨关节炎患者平时可注意加强运动锻炼,如散步、打太极拳、游泳等运动,或者选择合适的运动疗法,这些运动锻炼都能提高人体的下肢功能和心肺能力,促进体内脂肪消耗,配合饮食控制可促使体重减轻,对于保护膝关节有重要意义。

(2)锻炼时应注意,有些运动是不适合膝骨关节炎患者进行的,如屈膝用双手左、右碾磨膝关节,长距离的跑步,爬楼梯,爬山,反复蹲起等运动。这些动作会加重膝关节表面软骨的磨损,使病情加重。以上山为例,人的膝盖经常保持半屈状态运动,对于膝盖关节的磨损很大。经常有人登山后膝关节疼痛,其实是由于磨损过度造成的。但许多人却认为是没有活动开而造成的,于是更加拼命活动,结果磨损越来越厉害。

（3）膝骨关节炎患者如运动时出现膝关节的疼痛,可佩戴护膝或膝关节矫形器,减轻膝关节的应力负荷,保护膝关节。锻炼时运动量不宜过大,时间应控制在 0.5~1 小时,一旦感觉膝关节不适,应及时休息。若出现膝关节疼痛和肿胀,一定要到专业医院及时就医,避免不适当治疗延误病情。

33

冠心病

一、疾病简介

冠状动脉粥样硬化性心脏病是冠状动脉血管发生动脉粥样硬化病变而引起血管腔狭窄或阻塞,造成心肌缺血、缺氧或坏死而导致的心脏病,常常被称为"冠心病"。但是冠心病的范围可能更广泛,还包括炎症、栓塞等导致管腔狭窄或闭塞。世界卫生组织将冠心病分为 5 种临床类型: 无症状心肌缺血(隐匿性冠心病)、心绞痛、心肌梗死、缺血性心力衰竭(缺血性心脏病)和猝死。临床中常常分为稳定性冠心病和急性冠状动脉综合征。

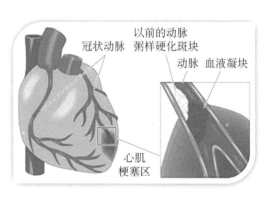

二、常见病因

冠心病的危险因素包括可改变的危险因素和不可改变的危险因素。了解并干预危险因素有助于冠心病的防治。

（1）可改变的危险因素如下：高血压，血脂异常（总胆固醇过高或低密度脂蛋白胆固醇过高、甘油三酯过高、高密度脂蛋白胆固醇过低）、超重/肥胖、高血糖/糖尿病，不良生活方式包括吸烟、不合理膳食（高脂肪、高胆固醇、高热量等）、缺少体力活动、过量饮酒，以及社会心理因素。

（2）不可改变的危险因素如下：性别、年龄、家族史。此外，与感染有关，如巨细胞病毒、肺炎衣原体、幽门螺杆菌等。

（3）冠心病的发作常常与季节变化、情绪激动、体力活动增加、饱食、大量吸烟和饮酒等有关。

三、常见症状

（1）典型胸痛。因体力活动、情绪激动等诱发，突感心前区疼痛，多为发作性绞痛或压榨痛，也可为憋闷感。疼痛从胸骨后或心前区开始，向上放射至左肩、臂，甚至小指和无名指，休息或含服硝酸甘油可缓解。胸痛放射的部位也可涉及

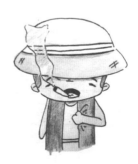

颈部、下颌、牙齿、腹部等。胸痛也可出现在安静状态下或夜间，由冠脉痉挛所致，也称变异型心绞痛。如胸痛性质发生变化，如新近出现的进行性胸痛，痛阈逐步下降，以至稍事体力活动或情绪激动甚至休息或熟睡时亦可发作。疼痛逐渐加剧、变频，持续时间延长，祛除诱因或含服硝酸甘油不能缓解，此时往往怀疑不稳定心绞痛。

（2）不典型胸痛一部分患者的症状并不典型，仅仅表现为心前区不适、心悸或乏力，或以胃肠道症状为主。某些患者可能没有疼痛，如老年人和糖尿病患者。

（3）猝死。约有 1/3 的患者首次发作冠心病表现为猝死。

（4）其他。可伴有全身症状，合并心力衰竭的患者可出现。

四、预防与治疗

1. 预防

（1）不吸烟。

（2）保持血压正常稳定，理想血压是 120/80 mmHg，高血压的防治措施包括保持正常体

重，限制酒精，食盐摄入，保持适当钾、钙和镁摄入，以及在医师指导下服用降压药。

（3）维持血脂正常，防治高脂血症，高危人群

要定期检查,低脂饮食,运动,和服用降脂药。

(4) 避免精神紧张。

(5) 运动过少的生活方式是冠心病的重要危险因素,规律地锻炼有助于保持体重,减少高血脂和高血压,冠心病的发生。

(6) 维持血糖正常,防治糖尿病。

(7) 对已有冠心病危险因素(高血压、糖尿病、高脂血症等)的高危患者,建议长期服心血康防止冠心病的发生。

2. 治疗

(1) 生活习惯改变。戒烟限酒,低脂低盐饮食,适当体育锻炼,控制体重等。

(2) 药物治疗。抗血栓(抗血小板、抗凝),减轻心肌氧耗(β受体阻滞剂),缓解心绞痛(硝酸酯类),调脂稳定斑块(他汀类调脂药)。

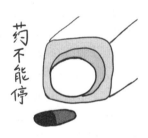

(3) 血运重建治疗。包括介入治疗(血管内球囊扩张成形术和支架植入术)和外科冠状动脉旁路移植术。药物治疗是所有治疗的基础。介入和外科手术治疗后也要坚持长期的标准药物治疗。对同一患者来说,处于疾病的某一个阶段时可用药物理想地控制,而在另一阶段时单用药物治疗效果往往不佳,需要将药物与介入治疗或外科手术合用。

五、护理小贴士

（1）居住环境。安静,保持室内空气新鲜,温湿度适宜,阳光充足。注意季节的变化,中医学认为冬季人体的阴盛阳衰,容易造成寒凝气滞,淤血阻络的情况。总之应注意春季防风,夏季防暑,长夏防湿,秋季防燥,冬季防寒。

（2）劳逸适度。发作期以卧床休息为主,不宜活动。平时,科学适度运动,生命在于运动。根据病情适当运动,以不感劳累为度,有利于冠状动脉侧支循环的建立。打太极拳、八段锦、五禽戏、木兰剑、毽子、跳绳以及"饭后百步走"等,都不失为体育健身的好方法,可以根据自身具体情况选择。但要注意不要在饥饿、劳累时进行。

（3）保证休息和睡眠。起居要规律,宜早睡早起,保证每天 7～9 小时,午睡半小时。

（4）节房事、防便秘。房劳伤肾,肾阴不足则心血亏虚,所以一定要节房事。便秘常常是冠心病的诱因之一。冠心病患者不能用力排便,因用力排便会使心脏负担加重,可诱发心绞痛或发生意外。对待冠心患者的便秘,应该适当地多食含纤维素的蔬菜,如芹菜、韭菜、菠菜等。保持大便通畅,养成每天定时排便的习惯。

34

酒精中毒

一、疾病简介

酒精中毒是指酒精（乙醇）饮用过量,对中枢神经系统产生先兴奋后抑制的作用效果,重度中毒可使呼吸、心跳抑制而死亡。酒精中毒的临床表现为恶心、呕吐、头晕、谵语、躁动等,严重者会导致昏迷、大小便失禁,呼吸抑制等情况,较危急,建议尽快送院就医。

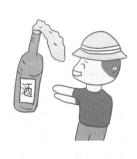

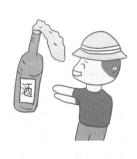

二、常见病因

酒精中毒是由遗传、身体状况、心理、环境和社会等诸多因素造成的,但就个体而言差异较大,遗传被认为是起关键作用的因素。

三、常见症状

（1）恶心、呕吐。

（2）头晕、谵语、躁动。

（3）严重者昏迷、大小便失禁,呼吸抑制。

四、预防与治疗

1. 预防

预防酒精中毒,已经成为生活中不可缺少的话题,特别是经常饮酒的人如何预防酒精中毒。这类人群多见于:商务应酬工作者、突然饮酒过量的人和嗜酒成性的人。那么这类人群如何预防中毒呢,可以简单介绍几种方法。

(1)预防酒精中毒食物。①蜂蜜。蜂蜜中含有一种特殊的成分,可以促进酒精的分解吸收,减轻头痛症状,尤其是红酒引起的头痛。②葡萄。葡萄中含有丰富的酒石酸,能与酒中的乙醇相互作用形成酯类物质,达到解酒目的。如果在饮酒前吃,还能预防醉酒。③芹菜。芹菜中含有丰富的 B 族维生素,能分解酒精。④橄榄。橄榄自古以来就是醒酒、清胃热、促食欲的"良药",既可直接食用,也可加冰糖炖服。

(2)酒精中毒食疗方法。①香蕉。酒后吃一些香蕉,能增加血糖浓度,降低酒精在血液中的比例,达到解酒目的。同时,它还能消除心悸、胸闷等症状。②酸奶。酸奶能保护胃黏膜、延缓酒精吸收,而且钙含量丰富,对缓解酒后烦躁特别有效。③西瓜。西瓜可以清热去火,能使酒精快速随尿液排出。④柚子。实验发现,用柚肉蘸白糖吃,对消除

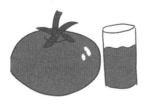

酒后口腔中的酒气有很好的效果。⑤西红柿汁。西红柿汁富含特殊果糖,能促进酒精分解。一次饮用西红柿汁 300 ml 以上,能使酒后头晕感逐渐消失。⑥解酒氨基酸。解酒氨基酸是蛋氨酸和亮氨酸,能够帮助分解酒精,对酒精中毒有预防和治疗的作用,而且是人体必需物质,毫无不良反应。护肝解酒氨基酸饮料就是借助氨基酸解酒原理研制而成,适合长期饮酒者食用。

2. 治疗

(1) 轻症患者无需治疗,兴奋躁动者必要时加以约束。

(2) 共济失调(如步履不稳)患者,避免活动以免发生外伤。

(3) 昏迷患者应注意是否同时服用其他药物。重点是维持生命脏器的功能。①维持气道通畅,供氧充足,必要时行人工呼吸,气管插管。②维持循环功能,注意血压、脉搏,静脉输入 5% 葡萄糖盐水溶液。③心电图监测心律失常和心肌损害。④保暖,维持正常体温。⑤维持水、电解质、酸碱平衡,血镁低时补镁。治疗 Wernicke 脑病,可肌注维生素 B_1 100 mg。⑥保护大脑功能,应用纳洛酮 $0.4 \sim 0.6$ mg 缓慢静注,有助于缩短昏迷时间,必要时可重复用药。

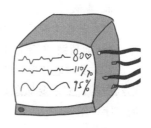

(4) 严重急性中毒时,可用血液透析或

腹膜透析促使酒精排出体外。

五、护理小贴士

1. 防止误吸

误吸者轻则可能造成各种吸入性肺炎；重者窒息危及生命或者反射性引起心脏骤停。如果出现这些情况那真是生命垂危，必须及时抢救，打"120"急救电话。

2. 保暖

（1）保暖不可忽视，一般喝酒出事的大多在晚上，一天当中温度较低的时刻，酒精中毒患者因为体内血液中乙醇（酒精）的浓度很高，会导致血管扩张，散发大量热量，体温自然会降低。

（2）酒精中毒的患者因为意识不大清楚，缺乏判断力，反应也比较迟缓，再加上喝酒的时候可能穿得比较少，所以如果不注意保暖的话，患者很有可能会出现心律失常等危险症状，加重危险性。

（3）急性酒精中毒患者，应适当提高室温，本身注意保暖，能盖上被子最好，一定要避免受凉。人防止因受凉而影响抢救治疗。

3. 其他

（1）患者入院后根据医师安排做心电图、查体、输注葡萄糖、监测血糖等。

（2）及时通知患者的家属，了解患者的病史、用药史等。如果要做急诊手术的话，也需家属到场签字。

35

偏头痛

一、疾病简介

偏头痛(migraine)是临床最常见的原发性头痛类型,临床以发作性中重度、搏动样头痛为主要表现,头痛多为偏侧,一般持续4~72小时,可伴有恶心、呕吐,光、声刺激或日常活动均可加重头痛,安静环境、休息可缓解头痛。偏头痛是一种 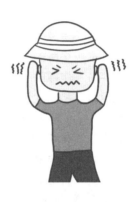 常见的慢性神经血管性疾患,多起病于儿童和青春期,中青年期达发病高峰,女性多见,男女患者比例约为 1∶2~3,人群中患病率为 5%~10%,常有遗传背景。

二、常见病因

偏头痛的病因尚不明确,可能与下列因素有关。

1. 遗传因素

约60%的偏头痛患者有家族史,其亲属出现偏头痛的风险是一般人群的 3~6 倍。家族性偏头痛患者尚未发现一致的孟德尔遗传规律,反映了不同外显率及多基因遗传特征与环境因素的相互作用。家族性偏瘫型偏头痛是明确的有高度异常外显率的常染色体显性遗传,已定位在19p13(与脑部表达的电压门 P/Q 钙通道基因错译突变有关)、1q21 和 1q31 等 3 个疾病基因位点。

2. 内分泌和代谢因素

本病女性多于男性,多在青春期发病,月经期容易发作,妊娠期或绝经后发作减少或停止,提示内分泌和代谢因素参与偏头痛的发病。此外,5-羟色胺(5-HT)、去甲肾上腺素、P物质和花生四烯酸等代谢异常也可影响偏头痛发生。

3. 饮食与精神因素

偏头痛发作可由某些食物和药物诱发,食物包括含酪胺的奶酪,含亚硝酸盐防腐剂的肉类和腌制食品,含苯乙胺的巧克力,食品添加剂如谷氨酸钠(味精),红酒及葡萄酒等。药物包括口服避孕药和血管扩张剂如硝酸甘油等。另外,一些环境和精神因素如紧张、过劳、情绪激动、睡眠过度或过少、月经、强光也可诱发。

三、常见症状

偏头痛频繁发作将影响患者的生活工作,最直接的就是影响睡眠,因为睡眠不足,白天就没精神,工作也大受影响。而且有部分患者常常一工作就发作,十分耽误事。同时,人久患头痛疾病,性格发生变化,往往性情变得暴躁。又因为久治不愈,生活受到重大影响,心理脆弱,丧失信心,时间长了对人的心脑血管将产生不利影响,临床上头痛发作后出现脑血栓、高血压、脑出血等症状也较常见。

四、预防与治疗

1. 预防

(1)避免头痛诱发因素。要预防偏头疼的发作,首先消除或减少偏头疼的诱因。日常生活中应避免强光线的直接刺激,如避免直视汽车玻璃的反光,避免从较暗的室内向光线明亮的室外眺望。避免对视光线强烈的霓虹灯。避免情绪紧张,避免服用血管扩张剂等药物,避免饮用红酒和进食含奶酪的食物,如咖啡、巧克力、熏鱼等。

(2)预防性药物治疗。适用于以下情形:①频繁发作,尤其是每周发作 1 次以上严重影响日常生活和工作的患者;②急性期治疗无效,或因不良反应和禁忌证无法进行急性期治疗者;③可能导致永久性神经功能缺损的特殊变异型偏头痛,如偏瘫性偏头痛、基底型偏头痛或偏头痛性梗死等。预防性药物需每天服用,用药后至少 2 周才能见效。若有效应持

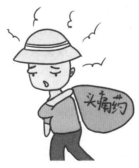

续服用 6 个月,随后逐渐减量到停药。

临床用于偏头痛预防的药物包括:①β肾上腺素能受体阻滞剂,如普萘洛尔、美托洛尔;②钙离子拮抗剂,如氟桂利嗪、维拉帕米;③抗癫痫药,如丙戊酸、托吡酯;④抗抑郁药,如阿米替林、氟西汀;⑤5 - HT 受体拮抗剂,如苯噻啶。其中,普萘洛尔、阿米替林和丙戊酸 3 种在结构上无关的药物,是主要的预防性治疗药物,一种药物无效可选用另一种药物。

2. 治疗

偏头痛的治疗目的是减轻或终止头痛发作,缓解伴发症状,预防头痛复发。治疗包括药物治疗和非药物治疗两个方面。

(1)非药物治疗主要是物理疗法,可采取用磁疗、氧疗、心理疏导,缓解压力,保持健康的生活方式,避免各种偏头痛诱因。

(2)药物性治疗分为发作期治疗和预防性治疗。发作期的治疗为了取得最佳疗效,通常应在症状起始时立即服药。治疗药物包括非特异性止痛药如非类固醇抗炎药(NSAID)和阿片类药物,特异性药物如麦角类制剂和曲普坦类药物。药物选择应根据头痛程度、伴随症状、以往用药情况等综合考虑,进行个体化治疗。

五、护理小贴士

目前,无特效治疗方法,可根除偏头痛,最有效的治疗方式是在偏头疼的间隙期避免诱发因素进行预防。

（1）远离酪氨酸类食物。酪氨酸是造成血管痉挛的主要诱因易导致头痛发作，这类食物包括奶酪、巧克力、柑橘类食物，以及腌渍沙丁鱼、鸡肝、西红柿、牛奶、乳酸饮料等。

（2）减少酒精摄入。所有酒精类饮料都会引发头痛，特别是红酒含有更多诱发头痛的化学物质。如果一定要喝，最好选择伏特加、白酒这类无色酒。

（3）学会减压。放松心情，选择泡泡温水浴，做瑜伽等放松运动可以避免头痛。

（4）规律运动。对有偏头痛的人来说，着重呼吸训练、调息的运动（例如，瑜伽、气功），可帮助患者稳定自主神经系统、减缓焦虑、肌肉紧绷等症状。

（5）生活规律。营造安静的环境，维持规律的作息，即使在假日也定时上床、起床。

36

烧伤

一、疾病简介

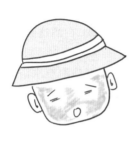

一般指热力,包括热液(水、汤、油等)、蒸汽、高温气体、火焰、炽热金属液体或固体(如钢水、钢锭)等引起的组织损害,主要指皮肤和(或)黏膜,严重者也可伤及皮下或(和)黏膜下组织,如肌肉、骨、关节甚至内脏。烫伤是由热液、蒸汽等引起的组织损伤,是热力烧伤的一种。中国九分法:由中国人民解放军第三军医大学提出,将成人体表面积分为 11 等份,其中头面颈部为 9%,双上肢为 2 个 9%,躯干前后(各占 13%)及会阴(占 1%)为 3 个 9%,双下肢包括臀部为 5 个 9%+1%(46%)。

二、常见病因

热力、化学物质、电能、放射线等引起的皮肤、黏膜甚至深部组织的损害,皮肤热力烧伤较为多见。

三、常见症状

烧伤的严重程度取决于受伤组织的范围和

深度,烧伤深度可分为Ⅰ度、Ⅱ度和Ⅲ度。

Ⅰ度烧伤损伤最轻。烧伤皮肤发红、疼痛、明显触痛、有渗出或水肿。轻压受伤部位时局部变白,但没有水疱。Ⅱ度烧伤损伤较深。皮肤水疱。水疱底部呈红色或白色,充满了清澈、黏稠的液体。触痛敏感,压迫时变白。Ⅲ度烧伤损伤最深。烧伤表面可以发白、变软或者呈黑色、炭化皮革状。由于被烧皮肤变得苍白,在白皮肤人中常被误认为正常皮肤,但压迫时不再变色。破坏的红细胞可使烧伤局部皮肤呈鲜红色,偶尔有水疱,烧伤区的毛发很容易拔出,感觉减退。Ⅲ度烧伤区域一般没有痛觉。因为皮肤的神经末梢被破坏。烧伤后常常要经过几天,才能区分深Ⅱ度与Ⅲ度烧伤。

四、预防与治疗

1. 预防

(1) 物体燃烧后冒出浓烟,可以在短时间内让人因缺氧而昏迷。应在整间房屋都灌满烟雾前,在烟雾层下爬出来。

(2) 衣物着火了,不要跑。建议在地上滚几下,把火苗压灭。

(3) 幼儿直接接触炉子或电器,都会引起接触烧伤,要尽量把孩子和这些危险物隔

离开。

（4）当遭到烧伤和烫伤时，要第一时间将伤处用凉水进行冲洗，直到皮肤不再有灼伤的感觉为止，但一定不要用冰袋或是冰块来冷却皮肤。在民间也有用酒精的办法，如果烧伤不是很严重，则可以采取用酒精的办法涂抹在受伤处。

（5）当患者处理好伤口后，可以用一块纱布将伤口轻轻地覆盖一下，之后就慢慢地等待伤口的恢复。在受伤的 24 小时以后，要记得每天用肥皂水进行清理，清理后也还是可以用纱布盖住。

2. 治疗

1）Ⅰ度烧烫伤处理方法

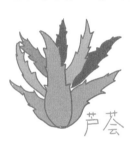

用万花油或芦荟汁涂于伤处，一般 3～5 天可治愈；如果有烧烫伤药，恢复效果更佳。但不可随意在伤口涂抹牙膏、酱油及其他不明药性的液体或膏体，否则会刺激伤口，引起伤口感染，反而对恢复不利。

2）Ⅱ度烫伤处理方法

烧伤、烫伤不可用生冷水冲洗、浸泡伤口，以防热毒内浸、伤口感染，引起肌肤溃烂。正确的做法如下。

（1）快速远离热源，褪去衣物让伤口处裸露；若衣物粘在伤口，不能强行脱掉，可用剪刀将衣物剪开。

（2）用白酒（20～50多度的食用白酒）或者第2遍粳米淘米水冲洗伤口降温，防止余热对肌肤造成更深程度的烫伤。

（3）如果烫伤起疱，需要用消毒针头或者消毒剪刀把水疱挑破，疱皮保留，不要剪掉或者用手撕掉，能够保护创面，防止感染。

（4）伤口干净没有异物，可以直接使用烧烫伤药治疗，如完肤油烫伤药，建议用中医中药治疗。如果没有烧烫伤药，可以用芦荟汁代替，取芦荟榨汁涂抹在伤口，不用包扎，暴露疗法对伤口恢复更有好处，降低留疤概率。

（5）伤口留有异物，必须小心清洗伤口，去除异物，再用药物治疗。可以用粳米第2遍淘米水（如果自来水质量不好，可以用纯净水或凉开水淘米取第2遍淘米水）清洗伤口（这个方法是诊所专用，每试必验），用棉签小心去除异物。伤口清理好以后，再在伤口用药即可。如果烫伤面积大，程度深，造成人体严重脱水或发热，建议及时送医院输液治疗，不然可能会危及生命。

3）Ⅲ度烫伤处理方法

Ⅲ度烫伤可以参照Ⅱ度烫伤处理方法，如果是大面积Ⅲ度烫伤，建议用以上方法紧急处理后及时送医院输液治疗。

五、护理小贴士

（1）烧烫伤伤口尽量不要包扎，如果情况特

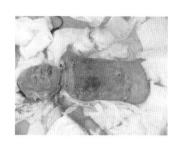

殊必须包扎,可用纱布包,但不要包得太厚实,注意透气。

（2）不可在伤口随意涂抹不明药性的液体、油体或者膏体,如牙膏、酱油这些都是不能使用的。饮食方面要以清淡为主,忌食腥、辣、易上火食物,如海鲜、辣椒、狗肉等。

（3）伤口应该禁止接触生冷水,否则热毒内浸会造成伤口感染发炎,甚至溃烂,从而久治不愈,留下瘢痕。

||| 37 |||

中风

一、疾病简介

中风,中医学病名,有外风和内风之分,外风因感受外邪(风邪)所致,在《伤寒论》名曰中风(亦称桂枝汤证);内风属内伤病证,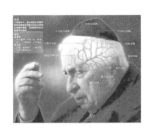又称脑卒中、卒中等。现代一般称中风,多指内伤病证的类中风,多因气血逆乱、脑脉痹阻或血溢于脑所致。以突然昏仆、半身不遂、肢体麻木、舌塞不语、口舌歪斜、偏身麻木等为主要表现的脑神经疾病。并具有起病急、变化快,如风邪善行数变之特点的疾病。这里介绍的为类中风(脑卒中)。

二、常见病因

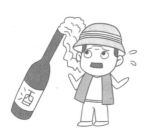

(1) 情志郁怒。五志过极,心火暴甚,可引动内风而发卒中。临床上以暴怒伤肝为多,因暴怒则顷刻之间肝阳暴亢,气火俱浮,

迫血上涌则其候必发。至于忧思悲恐,情绪紧张均为本病的诱因。

（2）饮食不节。过食肥甘醇酒,脾失健运,聚湿生痰,痰郁化热,引动肝风,夹痰上扰,可致病发,尤以酗酒诱发最烈。

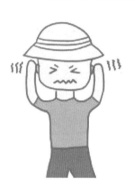

（3）劳累过度。《素问·生气通天论》说:"阳气者,烦劳则张",即指人身阳气,若扰动太过,则亢奋不敛。本病也可因操持过度,形神失养,以致阴血暗耗,虚阳化风扰动为患。再则纵欲伤精,也是水亏于下,火旺于上,发病之因。

（4）气候变化。本病一年四季均可发生,但与季节气候变化有关。入冬骤然变冷,寒邪入侵,可影响血脉循行。正如《素问·调经论》说:"寒独留,则血凝位,凝则脉不通……"其次早春骤然转暖之时,正值厥阴风木主令,内应于肝,风阳暗动,也可导致本病发生。

（5）血液淤滞。血淤的形成多因气滞血行不畅或气虚运血无力,或因暴怒血蕴于上,或因感寒收引凝滞,或因热的阴伤液耗血滞等,以暴怒血蕴或气虚血淤最为常见。

三、常见症状

根据病情轻重和病位的深浅,沿用《金匮要略》的分类方法辨中经络还是中脏腑。一般无神志改变,表现为不经昏仆而突然发生口眼㖞斜、语言不利、半身不遂等症,属中风中经络。中医辨证根据1993年卫生部制定发布的《中药新药临床研究指导原则》中有关中风中经络的辨证方法,分为肝阳暴亢、风火上扰证;风痰淤血、痹阻脉络证;痰热腑实、风痰上扰证;气虚血瘀证;阴虚风动证等五型。五型的临床表现见辨证施治各证型中的证候。

四、预防与治疗

1. 预防

(1)及时治疗诱发病。可能引起中风的疾病,如动脉粥样硬化、糖尿病、冠心病、高血脂病、高黏血症、肥胖病、颈椎病等应及早治疗;高血压是发生中风最危险的因素,也是预防中风的一个中心环节,应有效地控制血压,坚持长期服药,并长期观察血压变化情况,以便及时处理。

(2)重视中风的先兆征象。留意头晕、头痛、肢体麻木、昏沉嗜睡、性格反常等先兆中风现象。一旦小中风发作,应及时到医院诊治。

(3)消除中风的诱因。如情绪波动、过度疲劳、用力过猛等。要注意心理预防,保持精神愉快,情绪稳定。提倡健康的生活方式,规律的生活作息,保持大便通畅,避免因用力排便而使血压急剧升高,引发脑血管病。

(4) 饮食结构合理。以低盐、低脂肪、低胆固醇为宜,适当多食豆制品、蔬菜和水果,戒除吸烟、酗酒等不良习惯。每周至少吃 3 次鱼,尤其是富含 n-3 脂肪酸的鱼类,或者服用深海鱼油。n-3脂肪酸能够调节血液的状态,使血液较不容易形成凝块,进而防止脑梗死。

(5) 户外活动注意。应逐步适应环境温度,室内空调温度不宜过高,避免从较高温度的环境突然转移到温度较低的室外(特别是老年人),外出注意保暖。有过中风史的患者还要注意走路多加小心,防止跌跤;此外,日常生活起床、低头系鞋带等动作要缓慢;洗澡时间不宜过长等。

(6) 饮食营养。根据患者的病情轻重,有无并发症,能否正常饮食,消化吸收功能,体重、血脂、血糖、电解质等因素,提出不同的饮食营养治疗方案。在急性期饮食治疗的目的是让患者能度过危急阶段,为恢复创造条件。恢复期应提出合理饮食的建议,纠正营养不足或营养失调,促进恢复和防止复发。

2. 治疗

脑血管病治疗原则为挽救生命、降低残率、预防复发、提高生活质量。一般治疗措施包括:维持生命功能、防治并发症。治疗和管理措施包括:脑卒中单元、溶栓治疗、抗血小板聚集治疗、细胞保护治疗、血管内治疗、外科手术治疗和康复治疗。

五、护理小贴士

中风的急救方法和注意事项。

（1）如果有人发生中风，千万不要惊慌失措，应该立即拨打"120"急救电话请求帮助。

（2）在医护人员到来之前，如果患者意识还清醒，要多多安慰患者，让他平躺在床上休息，不要过度紧张。

（3）如果患者意识丧失，要把患者抬到床上躺下，并抬高床头部分。

（4）送往医院途中要小心呵护患者，动作轻柔，重点保护头部，以免震动头部。

（5）注意保持室内空气的流通和新鲜，平时多多鼓励患者做胸部扩张、深呼吸等运动。

（6）中风首次发病后有可能会复发，建议定期查体，排除危险因素。

38

睡眠呼吸暂停综合征

一、疾病简介

睡眠呼吸暂停综合征指连续 7 小时睡眠中发生 30 次以上的呼吸暂停,或平均每小时呼吸暂停次数超过 5 次,从而引起的一组临床综合征,是一种病因不明的睡眠呼吸疾病。

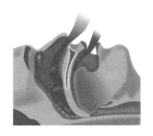

二、常见病因

(1)肥胖。颈部沉积了过多的脂肪,引起呼吸道的狭窄。

(2)吸烟。引起上呼吸道炎症水肿,引起呼吸道狭窄。

(3)年龄。年龄增长,打鼾发生率上升,神经肌肉功能减退。

(4)鼻部原因。鼻中隔偏曲,鼻息肉,鼻甲肥大,鼻黏膜肥厚,慢性鼻炎。

（5）咽部原因。扁桃体增大，腭垂肥大，软腭肥大低垂，舌体肥大。

三、常见症状

（1）夜间症状。打鼾、呼吸暂停、憋醒、多动不安、睡眠行为异常。

（2）白天症状。嗜睡、疲倦乏力、头痛、头晕、认识行为功能障碍、个性变化。

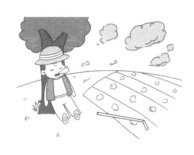

四、预防与治疗

1. 预防

（1）鼾症合并肥胖者应控制体重，积极减肥。

（2）加强体育锻炼，提高自身免疫力，改善肺功能。

（3）预防感冒，及时治疗鼻腔堵塞性疾病，如鼻炎、鼻窦炎、鼻息肉等。

2. 治疗

（1）口腔矫正器治疗。适用于单纯性鼾症、轻中度患者、不能耐受其他治疗方法者。

（2）手术治疗。适用于单纯鼾症患者，60岁以下的患者，轻度或中度患者。

（3）无创气道正压通气治疗。治疗中重度患者的首选方法。

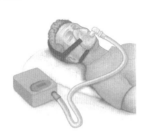

五、护理小贴士

（1）床垫不宜过高，采取侧卧睡眠姿势。

（2）选择软硬适中的枕头，枕头不宜过高，有利于呼吸舒畅。

（3）保持良好的生活习惯，适当减肥。

（4）保持卧室空气湿润，避免咽喉干燥。

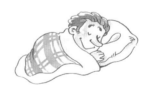

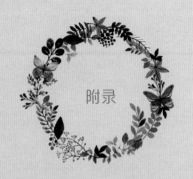

附录

大健康管理

目前,中国有了新的年龄段划分标准,45岁以下为青年,45～59岁为中年,60～74为年轻的老人或老年前期,75～89岁为老年,90岁以上为长寿老年人。中国人的平均寿命较几十年前明显延长,但是一些慢性非传染性疾病的发病率也逐年增加,人的寿命虽然延长了,但是生活质量却呈下降趋势,尤其是进入中年以后。如何提高中国人的整体生活质量已经成为备受关注的社会问题。国家卫生健康委员会以提高全民健康水平为己任,联合各级地方政府推行了一系列健康促进活动,更进一步强调了疾病的早期预防,疾病的预防并非空喊口号,而是体现在公共健康管理和公共安全管理两大方面,其中,公共健康管理包括体检、慢性非传染性疾病的预防、灾害应对;公共安全管理包括食品安全、科学健身、用药安全和睡眠管理。以上健康目标的实现,除了依靠医务人员的辛勤劳作,还要求广大群众摒弃不健康的生活方式,"管住嘴、迈开腿、多读书、少上网",按照专业人员和专业书籍的指导按部就班地管理自己的健康。

健康体检

健康体检是在身体健康时主动到医院或专门的体检中心对整个身体进行检查,主要目的是通过检查发现是否有潜在的疾病,以便及时采取预防和治疗措施。许多自以为健康的中年人健康情况很不乐观，50％以上的中年人不同程度地患有各种慢性非传染性疾病，如糖尿病、高血压、高血脂等。对于健康体检的频率，每个人应该根据自己的年龄、性别、职业、身体状况、家族病史等制订健康体检计划。健康状况良好的青壮年：每1～2年检查一次，检查的重点项目是心、肺、肝、胆、胃等重要器官，以及血压等。体质较差尤其是患有高血压、冠心病、糖尿病、精神疾病和肿瘤等带有遗传倾向类疾病家族史的人，至少每年检查一次。中老年群体患各种慢性非传染性疾病的概率增加，健康体检的间隔时间应缩短至半年左右。特别是步入 60 岁的老年人，间隔时间应在3～4 个月，检查项目由医生酌情决定，但每次都应检查血压、心电图、X 线胸透片和血尿便常规。鉴于糖尿病的发病率近年来显著增高，中老年人尤其是肥胖或有高血压、冠心病病史者，每次应注意检查尿糖及血糖。如果有条件，最好每次都能由固定的医生主持检查，以便全面、系统地掌握受检者的健康状况，对受检者进行保健指导。已婚妇女除进行上述检查外，还应定期（至少每年 1 次）检查子宫和乳腺，以便早期发现妇女多发的宫颈癌和乳腺癌。

慢性非传染性疾病的预防

常见的慢性病主要有心脑血管疾病、癌症、糖尿病、慢性呼吸系统疾病，其中心脑血管疾病包含高血压、脑卒中和冠心病。慢性病的危害主要是造成脑、心、肾等重要脏器的损害，易造成伤残，影响劳动能力和生活质量，且医疗费用极其昂贵，增加了社会和家庭的经济负担。慢性病的发病原因 60% 起源于个体的不健康生活方式，吸烟，过量饮酒，身体活动不足，高盐、高脂等不健康饮食是慢性病发生、发展的主要行为危险因素。除此之外，还有遗传、医疗条件、社会条件和气候等因素的共同作用。保持健康的生活方式是预防慢性非传染性疾病的关键，"合理膳食、适量运动、戒烟限酒、心理平衡"是预防慢性病的十六字箴言。"十个网球"原则颠覆了我们以往的饮食习惯，使我们的饮食更加科学、量化、易于管理，每天食用的肉类不超过 1 个网球的大小、每天食用的主食相当于 2 个网球的大小、每天食用的水果要保证 3 个网球的大小、每天食用的蔬菜不少于 4 个网球的大小。"十个网球"原则已经成为新的健康饮食标准。此外，每天还要加"四个一"，即 1 个鸡蛋、1 斤牛奶、1 小把坚果及 1 块扑克牌大小的豆腐。

灾害应对

由于环境污染和人类不合理的开发，自然灾害发生的频率也呈现增加的趋势，地震、海啸、台风、泥石流、恶劣天气等每天都在世界各地轮番上演。自然灾害在给人类生产、生活造成不便外，也带来一系列公共卫生问题。一些传染病经常随着自然灾害的发生伺机蔓延,在抗震救灾的同时,卫生防护工作同样作为灾害应对的重点内容。国家卫生健康委员会每年都会发布各类灾害的公共卫生防护重点。比如,台风后的灾害防病要点为:清理受损的房屋特别是处理碎片时要格外小心;在碎片上走动时,需穿结实的鞋子或靴子,以及长袖衣服,并戴上口罩和手套;被暴露的钉子、金属或玻璃划伤时,应及时就医,正确处理伤口,根据需要注射破伤风针剂;不要生吃被掩埋和洪水浸泡过的食物;不要在密闭的避难所里使用木炭生火和使用燃油发电机,以免由于空气不流通导致一氧化碳中毒。此外,国家卫生健康委员会在全国自然灾害卫生应急指南中就每一种自然灾害都提出了相对应的卫生策略,其共同点是保护水源、食品的卫生,处理好排泄物,做好自身清洁防护工作。灾害无情,每个人参与其中,学会合理应对才能将损失降至最小。

食品安全

食品安全是目前全球关注的话题,因为食品安全是人类安身立命之本,食品不安全也是各种疾病的源头。不健康的饮食不仅会带来高血压、高血脂、糖尿病、肥胖等慢性病,还可能造成一些食源性疾病,包括食物中毒、肠道传染病、人畜共患传染病、寄生虫病等。关于食品安全,国家每年都会出台若干项食品安全标准,并将食品安全上升到立法的高度,形成了《中华人民共和国食品安全法》，严格规范食品添加剂的使用和食品的生产销售流程。作为一名中国公民，我们有责任履行《食品安全法》的规定，从自身做起，不购买、销售、食用存在安全风险的食品，坚持使用有正规渠道的食品，选择绿色健康食品，并非沉迷于宣传广告所说的"有机食品"，形成正确的食品观；除此之外，我们每个人都有监督管理的权利和义务，发现市场上销售和使用安全隐患的食品后，我们可以向食品管理相关部门检举或者投诉，起到规范食品市场、服务公共食品安全的作用。

科学健身

最近两年一股健身热潮席卷全国，健身的本质是各种类型的体育锻炼，体育锻炼不仅有塑身美体的功能，最重要的是，通过体育锻炼可以达到防病治病的功效，尤其是对一些慢性非传染性疾病（高血压、高血脂、糖尿病等）的管理，也经常被用于一些疾病康复期的功能锻炼，如中风、冠心病、心衰等疾病。2018 年，国家以"健康中国行-科学健身"为主旨在多个省市举办了百余场不同主题的科学健身运动，目的是向全国人民传达正确的健身理念，促进大家形成科学的健身行为，真正起到强身健体的作用。国家卫生健康委员会推荐：每周运动不少于 3 次；进行累计至少150 分钟中等强度的有氧运动；每周累计至少 75分钟较大强度的有氧运动也能达到运动量；同等量的中等和较大强度有氧运动的相结合的运动也能满足日常身体活动量,每次有氧运动时间应当不少于 10 分钟,每周至少有 2 天进行所有主要肌群参与的抗阻力量练习。但是,老年人应当从事与自身体质相适应的运动,在重视有氧运动的同时,重视肌肉力量练习,适当进行平衡能力锻炼,强健肌肉、骨骼,预防跌倒。儿童和青少年每天累计至少 1 小时中等强度及以上的运动,培养终身运动的习惯,提高身体素质,掌握运动技能,鼓励大强度的运动;青少年应当每周参加至少 3 次有助于强健骨骼和肌肉的运动。此外,特殊人群(如婴幼儿、孕妇、慢病患者、残疾人等)应当在医生和运动专业人士的指导下进行运动。

用药安全

"有病乱投医,无病乱吃药"的现象可见于每个年龄段的人群中,尤其多见于老年群体。电视、电脑等各种媒体上为了经济效益鼓吹药品的功效,以保健瓶冒充药物夸大功效,甚至售卖假药,老年群体因为文化程度、理解能力或者急于求成的心理作祟,常常轻信谣言购买和使用假药。屡有新闻曝光老年人因使用广告药品而导致经济损失、身体功能受损,甚至是失去生命的案例。WHO 的一项调查表明,全球每年约有三分之一的患者死于不明原因的用药。仅 2012 年一年,国家药品不良反应监测网络共收到不良反应报道事件 120 多万份,其中中老年患者占 44%。随着老龄化的到来,中国老龄人口的比例逐渐增多,而如何规范老年合理用药是中国亟须攻克的重大难题。因为疾病和个体的差异，不同的药品适用于不同的疾病，在不同的个体中起作用，因此求新求贵的用药观念都是错误的，没有最好的药，只有最适合的药。用药的前提是医生对病情的整体判断，根据老年患者的需求确定或者更改用药方案，老年患者切不可根据自己的理解盲目选择或更改用药剂量。老年人用药的首要误区就是自行停药，尤其多见于高血压患者，造成的不良后果就是反跳性的血压升高，甚至脑血管的破裂。在用药原则上，专家推荐，用药种类尽量少，能用一种药物解决问题，尽量不同时使用多种；用药从小剂量开始；药物方案简单容易遵从；首选副作用小的药物。本原则适用于所有年龄段的群体。但是，专家进一步指出，用药方案每一个阶段的决策应该由专业的医生和药剂师来完成，而非用药者本人。

睡眠管理

睡眠占据人体生命周期的三分之一时间，睡眠的好坏直接关系到人体的生存质量。睡眠障碍是指睡眠量不正常以及睡眠中出现异常行为的表现，也是睡眠和觉醒正常节律性交替紊乱的表现。睡眠不好会对机体产生一系列的危害，导致各种代谢紊乱，如新陈代谢紊乱、躯体（各脏器）的提早衰竭、免疫功能下降、大脑功能减退、内分泌功能紊乱等。长期睡眠不好还会影响心理健康，进一步使机体不能有效地抵抗和战胜疾病尤其要关注老人和儿童的睡眠质量。除了药物的治疗，睡眠质量的提高可以通过生活方式的改善来实现。关于睡眠管理，2017年世界睡眠日的主题是"健康睡眠，远离慢病"，国家卫生健康委员会官方网站发布了很多篇关于睡眠管理的专家意见，首先，给自己一个舒适的睡眠空间，床要舒服，卧室内最好悬挂遮光效果好的窗帘，同时把门窗密封工作做好，省得外面的噪声吵到您的休息；然后，冬天气候干燥，在卧室里放一个加湿器会对睡眠起到好的作用。床头边放上一杯水，万一夜里渴了也不用起来找水喝，免得困意全消；其次，睡前不要服用让中枢神经兴奋的药物，咖啡、浓茶、巧克力都是睡前不该选择的食物。也有人认为，喝点酒可以帮助睡眠，其实不然，不少人酒醉睡醒后感到自己浑身无力、头也昏沉沉的，正是酒精使睡眠质量下降了。除了药物和生活方式干预，保持心情舒畅，适当减压也是快速入睡、提高睡眠质量的关键。

身体是革命的本钱，在大健康管理的背景下，国家和政府将更多的精力投入到疾病院前的预防和管理上，促进健康、保持健康、追求健康已经不单单是个体的选择，这份参与和热情已经上升到爱国的高度，建设健康中国、健康城市、健康农村已然是国家的重大政策。尤其是在老龄化社会、亚健康人群增多的背景下，对于全民健康的促进和管理更是一场持久攻坚战。秉持积极投身公益、热心科普、服务社会、惠及民众的原则，上海市老年慢病科普团队以科普系列丛书的形式，以职业人群为划分点，关注公共健康管理和公共安全管理，向大众传播科普知识，期望能够帮助广大职业群体形成健康理念，改善健康行为，养成健康体魄，从而助力健康中国的伟大建设。

医院就诊先知道——看病挂号一览表

症状	挂号科室
眩晕	
头晕与头的位置改变有关,如躺下或翻身头晕	耳鼻喉科
站不稳,眼球乱转,甚至意识不清	神经内科
晕时脖子疼,伴有手脚麻痹症状	骨科
晕时心前区疼痛、心慌、心脏不适	心内科
用眼过度时头晕	眼科
面色苍白	血液科
头痛	
伴有眩晕、耳鸣,或者鼻塞、流涕	耳鼻喉科
一侧头痛,疲劳、紧张时加重	神经内科
外伤引起的头痛	神经外科
肚子疼	
右上腹和右下腹的急性腹痛	普外科
腹泻伴发热	肠道门诊
腹痛伴尿急、尿频、尿痛、血尿	泌尿科
女性,停经后发生急性腹痛	妇科
腹痛伴有反酸、呕吐、腹泻	消化内科
胸痛	
胸口或胸前疼痛,有压迫感,伴有心慌气短	心内科
因骨折等外伤所致,弯腰、侧弯时疼痛加剧	骨科
胸骨后、心脏部位有紧缩感,持续3～5分钟	心内科急诊/胸痛中心

症状	挂号科室
腿疼	
仅某一关节肿、疼	骨科
两侧关节疼同时发作，首发于近端指间关节，休息后加重	风湿免疫科
腿肚肿胀，按压更疼，走路疼，休息能缓解	血管外科/普外科
打呼噜	
睡觉打呼噜，偶尔"暂停"三五秒，甚至因喘不过气，突然被憋醒	呼吸科/耳鼻喉科
过敏皮肤瘙痒、出红疹	变态反应科/皮肤科
其他	
牙疼、牙龈发炎、肿痛	口腔科
牙疼＋脸疼＋鼻塞	耳鼻喉科
经常运动后牙疼	心内科
失眠、压力大、焦虑	精神心理科
睡不着、睡不香	睡眠中心/神经内科/心理科

体检小贴士

◇ 胃镜检查您知多少?
◇ 肠镜检查您知多少?
◇ 医学影像学检查您知多少?
◇ 生化检查您知多少?

◇ 胃镜检查您知多少?

一、什么是胃镜检查?

胃镜是一种医学检查方法,也是指这种检查使用的器具。胃镜检查能直接观察到被检查部位的真实情况,更可通过对可疑病变部位进行病理活检及细胞学检查,以进一步明确诊断,是上消化道病变的首选检查方法。它利用一条直径约 1 cm 的黑色塑胶包裹导光纤维的细长管子,前端装有内视镜由嘴中伸入受检者的食道→胃→十二指肠,借由光源器所发出的强光,经由导光纤维可使光转弯,让医生从另一端清楚地观察上消化道各部位的健康状况。必要时,可由胃镜上的小洞伸入夹子做切片检查。全程检查时间约 10 分钟,若做切片检查,则需 20 分钟左右。

二、哪些人需要做胃镜?

(1) 有消化道症状者,如上腹部不适、胀、痛、反酸、吞咽不适、嗳气、呃逆及不明原因食欲不振、体重下降、贫血等。

(2) 原因不明的急(慢)性上消化道出血,前者可行急诊胃镜。

(3) 需随访的病变,如溃疡病、萎缩性胃炎、癌前病变、术后胃出血的症状。

(4) 高危人群的普查:①胃癌、食管癌家族史;②胃癌、食管癌高发区。

三、哪些人不可以做胃镜?

(1) 严重的心肺疾患,无法耐受内镜检查者。

(2) 怀疑消化道穿孔等危重症者。

(3) 患有精神疾病,不能配合内镜检查者。

(4) 消化道急性炎症,尤其是腐蚀性炎症者。

(5) 明显的胸腹主动脉瘤患者。

(6) 脑卒中患者。

四、检查前的准备

(1) 专科医生会评估后为您开具胃镜检查申请单和常规的血液生化免疫检验,遵医嘱停服如阿司匹林片等的抗凝药物。通常胃镜检查是安全的,但检查前医生将告诉您可能会出现的风险并签署知情同意书。

(2) 检查前至少禁食、禁水 8 小时。水或食物在胃中易影响医生的诊断,且易引起受检者恶心呕吐。

(3) 如果您预约在下午行胃镜检查,检查前一天晚餐吃少渣易消化的食物,晚 8 时以后,不进食物及饮料,禁止吸烟。当日禁早餐,禁水,因为即使饮少量的水,也可使胃黏膜颜色发生改变,影响诊断结果。

(4) 如下午行胃镜检查,可在当日早 8 点前喝些糖水,但不能吃其他食物,中午禁午餐。

(5) 糖尿病者行胃镜检查,需停服一次降糖药,并建议备好水果糖。高血压患者可以在检查前 3 小时将常规降压药以少量水服下,做胃镜前应测量血压。

（6）选择做无痛（静脉麻醉下）胃镜检查,需提前由麻醉师评估,签署麻醉知情同意书,检查当日家属陪同。

（7）如有假牙,应在检查之前取下,以防脱落发生意外。

（8）在检查前 3 分钟左右,医护人员会在受检者喉头喷麻醉剂予咽喉麻醉,可以使插镜顺利,减少咽喉反应。

五、检查时的注意事项

（1）检查当日着宽松衣服。

（2）左侧卧位侧身躺下,双腿微曲,头不能动,全身放松。

（3）胃镜至食管入口时要配合稍做吞咽动作,使其顺利通过咽部。胃镜在通过咽部时会有数秒疼痛、想呕吐,这是胃镜检查时较不舒服的时刻。

（4）当医生在做诊断时,不要做吞咽动作,而应改由鼻子吸气,口中缓缓吐气,不吞下口水,让其自然流到医护人员准备的弯盘内。

（5）在检查过程中如感觉疼痛不适,请向医护人员打个手势,不可抓住管子或发出声音。

六、检查后的注意事项

（1）胃镜检查后 2 小时禁食、禁水。若行活检者 2 小时后先进食水、温凉流质,逐步过渡到软饮食,2～3 天后恢复正常饮食,以减少对胃黏膜创伤面的摩擦。

(2)胃镜检查后有些人会有喉部不适或疼痛,往往是由于进镜时的擦伤,一般短时间内会好转,不必紧张,可用淡盐水含漱或含服喉片。

(3)注意观察有无活动性出血,如呕血、便血,有无腹痛、腹胀等不适,有异常时及时医院就诊。

(4)胃镜报告单检查结束后医生即时发出,病理报告单将在一周内发出。拿到胃镜和病理报告单后及时就医。

◇ 肠镜检查您知多少?

随着人们经济生活水平的极大提高,生活物资的极大丰富,高蛋白、高脂肪饮食几乎天天有,肥胖到处见。同时,办公室一族增多,缺少运动引起的肛肠疾病屡见不鲜。好在,当我们的生活条件改善的同时,我们的健康防护意识也在增强。一些较特殊的健康检查项目也逐渐为人们所接受,包括结肠镜检查。

一、什么是结肠镜检查?

结肠镜检查是将一条头端装有微型电子摄像机的肠镜,由肛门慢慢进入大肠,将大肠黏膜的图像同步显示在监视器上,以检查大肠部位的病变。近年来,随着科技的不断发展,新一代结肠镜的构造更加精密、功能更加强大,可以完成从检查到治疗的一系列操作。

结肠镜诊治过程中虽然会有些腹胀不适或轻微疼痛,大多数人都可以耐受。也有少部分人由于大肠走行的差异、腹腔粘连的存在以及患者痛觉比较敏感,或者镜下治疗需要的时间较长等因素,难以耐受结肠镜检查。对于这部分人群,可以通过静脉给药对患者实施麻醉、镇静、镇痛等处理,保证患者处于浅的睡眠状态或清醒而无痛苦的感觉中,完成结肠镜的诊治,这就是无痛肠镜技术。

二、肠镜检查有什么作用？

肠镜健康检查源于医学界对大肠癌（结直肠癌）及其癌前病变的认识，以及结肠镜检查技术的提高。结直肠癌是全世界仅次于肺癌的"癌症大户"，关键问题在于这种病的早期症状几乎难以察觉。许多肠癌在确诊时已到中晚期，治疗效果大打折扣。肠镜检查是目前发现肠道病变，包括良恶性肿瘤和癌前病变的最直观、最有效的方法。因此，肠镜检查目前作为诊断肠道疾病的"金标准"，运用越来越广泛。

三、哪些人需要做肠镜检查？

肠镜的适应证非常广泛，凡没有禁忌证且愿意进行肠镜检查的任何人都可以接受肠镜检查。通常情况下，结肠镜检查不会包含在常规体检项目中，即一个正常人不需要每年例行体检时做肠镜检查。对于每年常规体检的正常人，建议 50 岁开始增加肠镜检查项目。这里的正常人指：既往无任何疾病或无特别可能的高危因素者。但当您符合以下情况之一时请及时前往正规医院行结肠镜检查。

（1）原因不明的下消化道出血（黑便、血便）或粪潜血试验阳性者。

（2）大便性状改变（变细、变形），慢性腹泻、贫血、消瘦、腹痛原因未明者。

（3）低位肠梗阻或原因不明的腹部肿块，不能排除肠道病变者。

（4）慢性肠道炎症性疾病，需要定期结肠镜检查。

（5）钡剂灌肠或影像学检查发现异常，怀疑结肠肿瘤者。

（6）结肠癌手术后、结肠息肉术后复查及随访。

（7）医生评估后建议做结肠镜检查者。

四、哪些人不适合做结肠镜检查？

结肠镜检查不是任何人任何情况下都适合做的，一般而言，存在以下情况时暂时不适合接受结肠镜检查。

（1）有严重的心脏病、肺病、肝病、肾病及精神疾病等。

（2）怀疑有肠穿孔、腹膜炎者。

（3）有严重的凝血功能障碍或其他血液病。

（4）年龄太大及身体极度虚弱者。

（5）妊娠期可能会导致流产或早产。

（6）炎症性肠病急性活动期及肠道准备不充分者为相对禁忌证。

五、做肠镜前的准备

在做结肠镜之前是有很多注意事项的，不能吃什么，不能做什么需要了解，不然肠道准备不充分会影响检查结果。常规的检查前准备如下：

（1）专科医生会评估您需要和进行肠镜检

查,医生将为您开具肠镜检查申请单,和常规的血液生化免疫检验。通常结肠镜检查是安全的,但术前医生将告诉您可能会出现的风险并签署知情同意书。

(2)检查前2天不吃红色或多籽食物,如西瓜、西红柿、猕猴桃等,以免影响肠镜观察。检查前1天午餐、晚餐吃少渣半流质食物,如稀饭、面条,不要吃蔬菜、水果等多渣的食物和奶制品。

(3)检查前4～6小时冲服聚乙二醇电解质散溶液行肠道准备。如您预约在下午行肠镜检查,检查前日可少渣饮食,当日早餐禁食,上午8～10时冲服聚乙二醇电解质散溶液行肠道准备。中午中餐禁食。

(4)聚乙二醇电解质散溶液配置和口服方法:目前临床上常用的聚乙二醇电解质散有舒泰清、恒康正清等。取2～3盒(由医生根据您的体重等因素确定用量)放入3 000 ml(约普通热水瓶两水瓶)温开水的容器中搅拌均匀,凉至45～50 ℃后,每10分钟服用250 ml,2小时内服完。如有严重腹胀或不适,可减慢服用速度或暂停服用,待症状消失后再继续服用,直至排出清水样便。如果无法耐受一次性大剂量聚乙二醇清肠时,可采用分次服用方法,即一半剂量在肠道检查前一日晚上服用,另一半剂量在肠道检查当日提前4～6小时服用。另外,服用清肠溶液时可采取一些技巧促进排便,避免腹胀和呕吐:①服用速度不宜过快;②服药期间一定要来回走动(基本按照每喝 100 ml 走 100 步的标准来走动）；
③轻柔腹部，这样可以促进肠道蠕动，加快排便；
④如对药物的味道难以忍受，可以适时咀嚼薄荷
口香糖。

（5）肠镜检查前可服用高血压药，糖尿病药
物检查前可停服一次，阿司匹林、华法林等药物
至少停药 3～5 天以上才能做检查，其他药物视病
情而定并由医生决定。

（6）检查前请带好您的病历资料、原肠镜检
查报告等，以方便检查医生了解和对比病情的变
化。检查前请妥善保管好您自己的贵重物品。

（7）选择无痛肠镜检查时需要提前行麻醉评
估，麻醉师评估符合无痛检查者须签署麻醉知情
同意书，检查当日须有家属陪同。

（8）检查当日准备好现金或银行卡，肠镜检
查可能附加无痛麻醉、病理活检等诊治项目需另
行记账或缴费。

六、肠镜检查痛苦吗？

很多人都觉得做肠镜检查会非常的痛苦，但
是随着现代内镜设备的飞速发展和内镜检查技
术的日益成熟，大多数人可以较好地耐受结肠镜
检查，可能会感到轻微腹胀，但不会感到明显的
疼痛。对疼痛比较敏感者，可以考虑选择无痛结
肠镜检查，麻醉师在检查前给您注射短效静脉麻
醉药，让您在没有疼痛的状态下接受检查。

七、肠镜检查过程中的注意事项？

如果您选择的无痛结肠镜检查，您将会在麻醉没有疼痛的状态下完成肠镜检查。当您选择普通肠镜检查时，心理上不要太紧张，大多数人都能耐受检查的，检查时有任何不适可与医生进行交流。

护士会让您在检查台上左侧卧位、环曲双腿，请尽量放松全身和肛门部，做好缓慢呼吸动作，配合肠镜的插入。肠镜插入和转弯时可能有排便感、腹痛感、牵拉感，为使肠管扩开便于观察，医生要经肠镜注入空气或二氧化碳气体，您会感到腹胀，这时医生也会告诉您改变体位来配合完成检查。

肠镜检查进镜时间为 2～15 分钟，退镜时间要求至少 8 分钟以上。检查过程中医生如发现息肉等病变将会为您做活检做切片病理检查，钳夹时不会有疼痛感。

八、结肠镜检查后的注意事项

（1）肠镜检查后可能会出现腹胀、腹鸣、肛门不适等，一般休息片刻，注入的二氧化碳气体会经肠管吸收或经肛门排气后会自然好转。

（2）肠镜检查后若无腹部不适可吃少量软小点心和巧克力等，检查后当日进流质或半流质饮食，忌食生、冷、硬和刺激性的食物，不要饮酒。

（3）无痛肠镜检查后可能出现头昏、乏力、恶心或呕吐等表现请及时告知医生,留观 1～2 小时好转后方可离院。当日应在家休息,24 小时内不得驾驶汽车、电动车、攀高、运动等。

(4) 少数如出现较剧的腹痛应在院观察、禁食、补液,通常肛门排气数小时后会好转。如检查结束回家后出现腹痛加剧、便血、发热等异常情况,请及时来院就诊。

(5) 肠镜报告单检查结束后医生即时发出,病理报告单将在一周内发出。拿到肠镜和病理报告单后及时就医。

◇ 医学影像学检查您知多少?

随着计算机技术的飞速发展,传统的放射科已发展成为当今的医学影像科,大体上包括 X 线、CT、磁共振、DSA、超声、核医学。其中 X 线、超声检查作为中华医学会健康管理学分会依据《健康体检基本项目专家共识(2014)》列出的体检"必选项目"和 CT、磁共振等检查在临床上越来越普及。但这些项目检查结果的真实性会受到各种因素的干扰,因此了解影像学各种常规检查的注意事项,可避免这些不利因素影响检查结果的准确性。

一、普通放射检查

(1) X 线具有一定的辐射效应,孕妇慎做检查,请在医生指导下合理选择。

(2) 在您付费后需到放射科登记窗口登记,一般无需预约当日即可检查。

(3) 检查前需去除检查部位的金属、高密度饰品、橡筋、印花、膏药等物品,穿着棉质内衣(女性做胸部检查需脱去胸罩),避免干扰图像质量,影响诊断结果。

二、CT 检查

(1) 在您付费后前往放射科登记窗口登记,有时候需要预约,不能当天检查。

(2) 怀孕期间,禁止 CT 检查。

（3）检查前去除需要检查部位的外来金属物。① 检查头部：去除发夹、项链、耳环、活动假牙等。② 检查胸部：去除项链（包括金属、玉石挂件等），带有钢丝的胸罩，金属纽扣、拉链、口袋内钥匙、硬币等。③ 检查腹部：去除皮带、拉链、钥匙和硬币等。

（4）行上腹部 CT 检查需空腹，并于检查前口服水约 800 ml，目的是充分显示胃肠道，区分与其相邻的解剖结构关系（急诊及外伤病员除外）。下腹部、盆腔 CT 检查需依具体检查项目由医生告知是否空腹。检查当日按医生要求口服含造影剂的水，不能排尿，膀胱需储中等量尿量，尿液充盈后请告知医护人员安排检查。

（5）CT 检查被检查者要与检查者密切配合，听从指令，如平静呼吸、屏气等。

（6）如需增强扫描请告知医生您的过敏史既往疾病史，严重心、肝、肾功能不全、严重甲状腺功能亢进和碘剂过敏者为增强扫描的禁忌证。检查需家属陪同，并签署增强扫描知情同意书。

三、磁共振检查

（1）在您付费后前往放射科登记窗口登记，需要预约，不能当天检查。

（2）体内有磁铁类物质者，如装有心脏起搏器（特殊型号除外）、冠脉支架、颅内动脉瘤夹、电子耳蜗以及高热的患者，以及孕三个月内的孕妇禁止做磁共振。

（3）装有助听器、胰岛素泵、动态心电图的患者，检查之前应去除。

（4）上腹部磁共振检查前应禁食禁水至少8小时。

（5）磁共振检查前应去除身上铁磁性物品及电子产品，如手机、硬币、钥匙、打火机、手表、活动性假牙、牙托、发夹、发胶、假发、接发、眼镜、拉链、首饰以及各种磁卡、存折等，如无法去除，请及时向医护人员说明。

（6）女性检查前请先去除胸罩，检查盆腔请先除去节育环。

四、B超

B型超声检查的范围很广，不同的检查部位，检查前的准备亦不同。

（1）腹部检查：包括肝、胆、胰、脾及腹腔等。检查前一天晚餐要以清淡为主，晚餐后就不可以吃东西。当天检查不可以喝水，要保证检查时在空腹状体下完成。

（2）妇科检查：应该饮水憋尿，当膀胱充盈后，挤开肠管，让超声更好的穿透到盆腔，清晰的显示子宫及卵巢的正常与异常。

（3）泌尿系检查：应该多饮水，当膀胱充盈后，内部的结石、肿瘤、息肉等，即能更好地显示。

（4）体表肿物及病变：可以即时检查，一般无特殊准备。

（5）心脏及四肢血管检查，亦无须准备。

◇ 生化检查您知多少?

生化全套检查是指用生物或化学的方法来对人体进行身体检查。生化全套检查的内容包括:肝功能、血脂、血糖、肾功能、尿酸、乳酸脱氢酶、肌酸激酶等。用于常规体检普查,或疾病的筛查和确证试验。

一、影响检验结果准确性的因素

(1) 年龄和性别:年龄和性别对检查结果的影响相对表现为长期性效应。有些检查项目的参考范围按年龄(新生儿、儿童期至青春期、成人和老年人)进行分组。

(2) 性别:由于男女生理上天然不同,有些检查项目如红细胞计数、血红蛋白、血清蛋白、肌酐、尿素、胆固醇等,男性都高于女性。

(3) 生物变异:主要包括体位、运动、饮食、精神紧张程度、昼夜更替、睡眠与觉醒状态等变化。例如,血清钾在上午 8 时浓度为 5.4 mmol/L,在下午 2 时可降为 4.3 mmol/L,等等。因此,有些项目的检查,对标本采集时间有严格要求。居住在高原地区的人,血红细胞计数、血红蛋白浓度都要高;居住在含钙、镁盐类较多地区的人,血胆固醇、三酰甘油浓度增高。人体许多物种浓度可随季节发生变化,夏季血液三酰甘油浓度可增加 10%。感受冷热和精神紧张也可引起血中许多物质浓度改变。

（4）饮食习惯：进食不久就立即采血检查,学糖、血脂会明显增高,高脂血标本可影响许多物质的检查结果,因此有许多检查项目,均要求前一天晚上8时后禁食。喝咖啡或喝茶可使血糖浓度明显增高,长期饮用使血清三酰甘油增高,咖啡因有利尿作用,可使尿中红细胞、上皮细胞等排出增多。进食麦麸等可阻止肠道吸收胆固醇、三酰甘油,进食多纤维食物使血胆固醇浓度减低。高蛋白饮食使尿素氮浓度成倍增高,高脂肪饮食使血总脂肪增高。长期素食者,血低密度脂蛋白、极低密度脂蛋白、胆固醇和三酰甘油浓度仅为荤素混合食谱者的2/3,而胆红素浓度较高。减肥者因禁食不当,血糖和胰岛素减低,而胰高血糖素和血酮体可明显增高。轻度酒醉时,血糖浓度可增加20%～50%,常见发生低血糖、酮血症及三酰甘油增高;慢性酒精中毒可使血清谷丙转氨酶等活性增高。每吸入1支烟,在10分钟内血糖浓度就可增加0.56 mmol/L,并可持续1小时之久;胆固醇、三酰甘油、红细胞计数和白细胞计数都增高。

（5）运动影响：运动对检查结果的影响程度,与运动强度和时间长短有关。轻度运动时,血清胆固醇、三酰甘油浓度可减低并持续数天;步行5分钟,血清肌酸激酶等活性轻度增高;中度运动时,血葡萄糖浓度增高,剧烈运动时,血三酰甘油浓度明显减低。

（6）采血部位：从卧位到直立时,血液相对浓缩,谷丙转氨酶等活性增高 5％,胆固醇浓度增高 7％,三酰甘油浓度增高 6％。

(7) 标本送检时间:大多数生化检查项目从采集到检验的时间要求越短越好,最好在 1 小时内。

(8) 用药情况:药物对检验结果的影响是多方面的。例如,青霉素、地高辛等药物使体内肌酸激酶等活性增高,维生素 A、维生素 D 可使胆固醇升高,利尿剂常引起血清钾、钠浓度出现变化。

二、生化检查前准备

一般而言无论您是门诊就医或是参加健康体检行生化检查,都应遵照医嘱,控制食物、药物等各种相关的干扰因素,在采集标本前还应告知医生有关自己的饮食、用药等情况,不要心理假定医生会知道每种可能的情况。只有您与医生双方共同努力,才能保证检查结果的准确性。

(1) 需要空腹:生化检查前保持空腹,最好在前一天晚上 8 时后不再进食,第二天早上不吃早饭直接进行抽血生化检查。

(2) 不可饮酒:酒精会影响到部分化学反应,导致检查结果错误,在生化检查前一定不饮酒。

(3) 检查前不可过量运动:抽血前 2～3 天建议不要做过猛的健身运动,大量运动会导致机体的转氨酶等含量变化,导致检查结果不准确。因此建议在生化检查前 2 天起保持常态活动量,不在剧烈活动后检查。

（4）药物干扰：由于药物对检验结果的各种影响，建议您在抽血前 2～3 天内咨询医生，在其指导下调整用药。

（5）控制饮食：不同的检验项目要问清医生，区别对待。大多数生化检查项目都要禁食 12 小时，禁水 8 小时，如果检测餐后血糖，则一定要吃饭后再做检查。血脂检查之前建议不要吃含油脂过高的食物，如荷包蛋、排骨汤等。

（6）抽血检查当天，不要穿袖口过小、过紧的衣服，以避免抽血时衣袖卷不上来或抽血后衣袖过紧，引起手臂血管血肿。